Basische Ernährung

150 leckere und gesunde Rezepte bei Übersäuerung. Der Start in einen ausgeglichenen Säure Basen Haushalt.

Lilly Einig

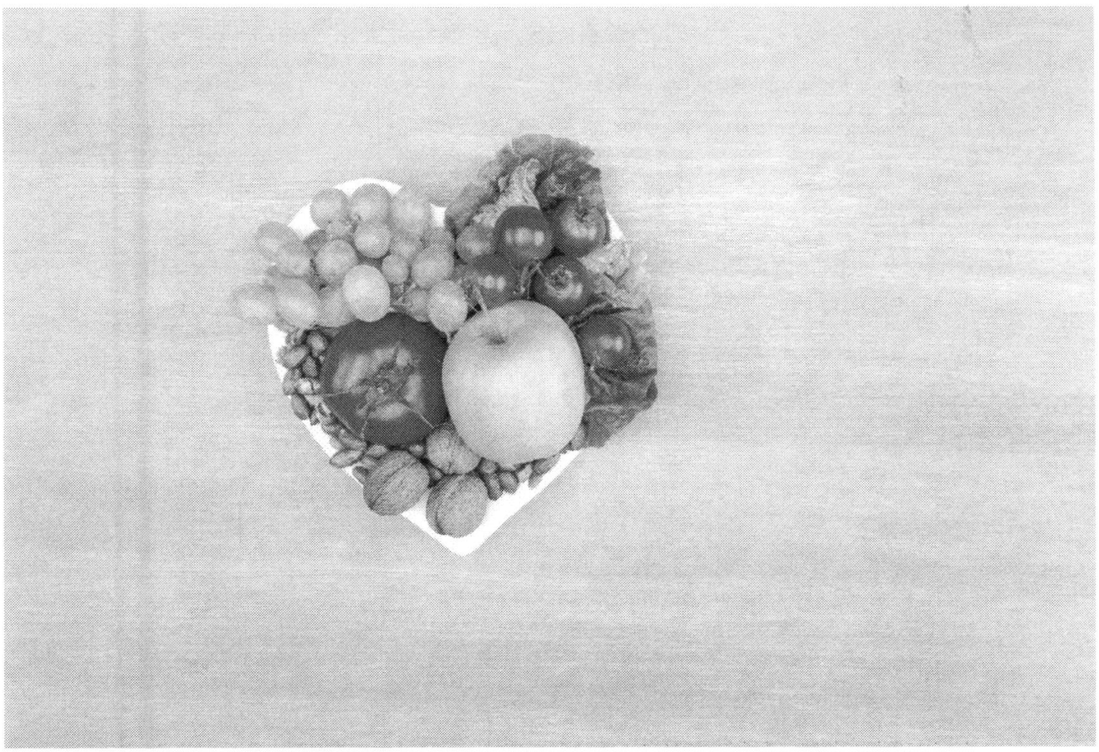

Vorwort

Liebe Leserinnen und Leser,

herzlich willkommen in der Welt der basischen Ernährung. Dieses Kochbuch bietet Ihnen einen Überblick über basische Ernährung sowie basische Rezepte. Außerdem erfahren Sie, was es mit dieser Form der Ernährung auf sich hat. Basische Ernährung bietet viele gesundheitliche Vorteile. Dieses Buch richtet sich an all diejenigen, die ihrer Gesundheit etwas Gutes tun wollen, aber auch an alle neugierigen Küchenmeister und Küchenfeen, die immer auf der Suche nach neuen und ausgefallenen Rezepten sind.

Sie werden viele verschiedene Rezepte finden, die alle Kriterien der basenüberschüssigen Ernährung aufweisen. Die Rezepte sind allesamt rein pflanzlich, vegan und mit köstlichen Gewürzen und Zutaten versehen.

Mithilfe dieses Kochbuchs können Sie Ihre Mahlzeiten mit viel Liebe und Sorgfalt zubereiten. Genießen Sie die Zeit in der Küche, damit Sie Körper, Geist und Seele etwas Gutes tun können. Denn die basische Ernährung ist keine kurzfristige Diät, sondern eine Ernährungsweise, die sich für jeden Tag eignet. Durch gut ausgewählte Zutaten erhalten Sie alle nötigen Nährstoffe. Und auch der Genuss bleibt nicht außen vor.

Warten Sie nicht länger. Starten Sie noch heute in glückliches, ausgeglichenes und gesundes Leben!

Guten Appetit!

Inhalt

Der Säure-Basen-Haushalt

Über das Thema basische Ernährung und den Säure-Basen-Haushalt gibt es eine Vielzahl an Informationen. Wer das Wort „Übersäuerung" in eine Suchmaschine eingibt, wird über 800.000 Ergebnisse erhalten. Nicht all diese Ergebnisse entsprechen wissenschaftlichen Erkenntnissen oder dem aktuellen Forschungsstand.

Das Kochbuch bietet Ihnen viele basische Rezepte, doch davor sollten Sie sich informieren, was man überhaupt unter einer basischen Ernährung versteht und was Sie alles beachten müssen. Hier bekommen Sie eine kleine Einführung in das Thema basische Ernährung. Außerdem erfahren Sie etwas über den pH-Wert sowie der Bedeutung von Säuren und Basen.

Was versteht man unter dem Säure-Basen-Haushalt?

Unter dem Säure-Basen-Haushalt versteht man ein System im Körper, welches den pH-Wert in unserem Blut konstant bei 7,4 aufrechterhält. Die Säuren und Basen können entweder durch das Blut neutralisiert oder durch die Lunge oder Nieren ausgeschieden werden. Wer jedoch an einer Übersäuerung leidet, kann die Säuren nicht mehr über die Nieren ausscheiden. Unser Körper besteht zu 80 Prozent aus Wasser und all diese Flüssigkeit weist einen pH-Wert auf.

Eine Übersäuerung wird auch Azidose (lat. acidum=Säure) genannt. Doch hierbei ist wichtig, zwischen zwei verschiedenen Arten der Übersäuerung zu unterscheiden. In der Medizin gibt es die akute Azidose, die tödlich enden kann, wenn man nicht rechtzeitig behandelt wird. Doch hier soll es um die zweite Art der Übersäuerung gehen, nämlich die chronisch latente Azidose (CLA). Dies ist eine sehr schleichende Art der Übersäuerung, die nicht von heute auf morgen zustande kommt.

Die Alternativmedizin, zu denen beispielsweise die Akupunktur oder Naturheilkunde gehören, stellt die These auf, dass durch die Nahrungsaufnahme von zu vielen „sauren" Lebensmitteln dieser Säure-Basen-Haushalt aus dem Gleichgewicht gerät. Es kann zu einer chronischen Übersäuerung des gesamten Körpers kommen. Die Organe müssen noch nicht einmal im chemischen Sinne „sauer" sein. Auch wenn der pH-Wert über 7 liegt und die Basen die Säuren abpuffern, kann man bereits von einer chronischen Übersäuerung reden.

Doch was sind die Ursachen einer chronischen Übersäuerung? Säuren sind im Stoffwechselprozess ein Abfallprodukt, weshalb der Körper mehrere Puffersysteme aufweist. Die Niere beispielsweise kann die Säure aktiv wieder ausscheiden. Doch durch Krankheiten oder das Alter können diese Puffersysteme gestört werden. Ein besonders großes Problem ist jedoch unsere Nahrung. Denn nur etwa 20 Prozent unserer täglichen Speisen bestehen aus einer basischen Ernährung, wie Obst, Gemüse, Kartoffeln oder Salate.

Oftmals bewegen wir uns im Alltag auch noch viel zu wenig, weshalb unsere Muskeln mit zu wenig Sauerstoff versorgt werden. Auch Diäten können zu einer Übersäuerung führen, da beim Fettabbau sogenannte Ketosäuren entstehen.

Was sind Säuren und Basen?

Unsere Säuren und Basen verhalten sich im Körper sehr gegensätzlich. Aber wir benötigen beide, damit unser Organismus richtig funktionieren kann. Sobald ein Säuremolekül und ein Basenmolekül aufeinandertreffen, neutralisieren sich beide Moleküle. Somit kann der Körper überschüssige Säuren problemlos ausscheiden. Meist lebt der Mensch in einem basischen Bereich. Dies ist die Voraussetzung für ein gesundes Leben.

Oftmals wird eine chronische Übersäuerung, die durch falsche Ernährung oder zu viel Stress entstehen kann, von der Schulmedizin geleugnet. Lange Zeit war nur die akute Übersäuerung (Azidose) bekannt. Doch mittlerweile öffnen sich auch Schulmediziner*innen für das Thema. Die Universität in Basel hat beispielsweise 2006 eine Doppelblindstudie durchgeführt. Diese sollte herausfinden, ob eine Entsäuerung des Körpers die Knochendichte erhöht. Frauen zwischen 52 und 64 Jahren, die an Osteoporose litten, nahmen an der Studie teil. Einer Gruppe verabreichte man Kaliumcitrat, was auf den Körper basisch wirkt, und die anderen bekamen Kaliumchlorid, welches keine basische Wirkung aufweist. Die Frauen, die das Kaliumcitrat bekamen, hatten nach einem Jahr eine bessere Knochendichte als die andere Gruppe. Diese Studie kommt also zu dem Ergebnis, dass es eine ernährungsbedingte Übersäuerung geben kann.

Jedoch gibt es viele Vorurteile gegenüber Säure, Basen und der Übersäuerung. Besonders im Internet gibt es, wie so oft, viele verschiedene Meinungen, die zum Großteil auf Eigenerfahrung und nicht auf wissenschaftlichen Studien beruht.

Hier die häufigsten Irrtümer aufgelistet:

Mythos 1: Alle Menschen sind mittlerweile übersäuert.

Nein, das stimmt nicht. Zwar sind die durchschnittlichen Ernährungsgewohnheiten vieler Menschen nicht ideal und wir bewegen uns im Alltag auch zu wenig, aber es ist ein langer Weg, bis eine chronische Übersäuerung entsteht. Wenn Sie sich mehrmals wöchentlich basisch ernähren, genug Sport machen und mindestens 2 Liter Wasser am Tag trinken, können Sie der chronischen Übersäuerung entgegenwirken.

Mythos 2: Wer ständig einen übersäuerten Magen hat, bekommt eine chronische Azidose.

Nein, auch das trifft nicht zu. Eine chronische Übersäuerung meint nicht unbedingt den Magen. Dass der pH-Wert im Magen sauer ist, ist vollkommen normal und auch gesund. Probleme treten erst dann auf, wenn die Magenschleimhaut angegriffen wird. Das führt dazu, dass die Säure im Magen Schmerzen verursachen kann.

Mythos 3: Auf saure Lebensmittel sollte man verzichten.

Wenn der pH-Wert eines Lebensmittels sauer ist, muss es nicht automatisch schlecht für den Körper sein. Auch wenn Zitronen sauer sind, enthalten sie basische Mineralstoffe. Sie können sogar bei einer chronischen Übersäuerung helfen.

Mythos 4: Basische Nahrungsergänzungsmittel können helfen.

Nahrungsergänzungsmittel wie Bicarbonat können zwar kurz den pH-Wert im Blut ansteigen lassen, aber dies wirkt sich nicht auf das Gewebe aus. Meist bildet der Magen sogar mehr Säuren als vor der Einnahme.

Mythos 5: Eine Diät kann bei einer chronischen Übersäuerung helfen.

Nein, eine Diät kann sogar zu einer Übersäuerung führen. Basische Ernährung bedeutet auch keinen Verzicht. Sie werden merken, wie viele leckere Rezepte man ausprobieren kann, welche gesund sind und gut schmecken.

Welche Rolle spielt der pH-Wert?

„pH“ ist eine Abkürzung für Potentio hydrogenii. Übersetzt heißt der Begriff: „Die Kraft des Wasserstoffs“.

Falls Ihr Körper gesund ist, sollte es eine Balance zwischen den Säuren und den Basen geben. Das Blut verfügt über die sogenannten Puffersubstanzen, damit der Körper seinen basischen Wert von 7,35 bis 7,45 aufrechterhalten kann. Die Puffersubstanzen sorgen dafür, dass die Säuren neutralisiert werden.

Das sind die Aufgaben der verschiedenen Puffersysteme:

Blut: stabilisiert den pH-Wert.

Lunge: Kohlendioxid wird ausgeschieden/ausgeatmet.

Niere: scheidet H^+-Ionen aus.

Leber: bildet Glucose neu und baut Laktat ab.

Knochen: bilden basische Calciumsalze als Gerüstsubstanz.

Ermittlung des pH-Werts

Die einfachste Methode ist, den pH-Wert im Urin zu messen. In der Apotheke erhalten Sie rezeptfreie Teststreifen. Wichtig ist, dass Ihr pH-Bereich mindestens von 5,6 bis 8,0 abgedeckt ist. Eine einmalige Messung ist jedoch nicht aussagekräftig. Wiederholen Sie den Test am besten täglich nach jedem Toilettengang für eine Woche. Notieren Sie nach jeder Messung die Uhrzeit und den pH-Wert. Außerdem sollten Sie ein Ernährungstagebuch führen und genau aufschreiben, was Sie gegessen und getrunken haben. Tragen Sie all Ihre Werte in eine Tabelle ein. Der Idealfall wäre, wenn der pH-Wert im Verlauf des Tages Schwankungen aufweist. Vor allem sollten Werte dabei sein, die oberhalb von pH 7 liegen (neutrale Werte), aber morgens, da der Urin sauer ist, ist es vollkommen normal, wenn der pH-Wert zwischen 5 und 6 liegt. Mittags liegt er manchmal sogar über 8 (also im basischen Bereich). Wenn Ihre Werte zu oft zwischen 0 und 6,9 liegen, werden Sie an einer Übersäuerung leiden. Werte von etwa 7 sind Normbereich und Werte zwischen 7,1 und 14 gelten als basisch. Aber bedenken Sie, dass Urintests nicht immer aussagekräftig sind, da sich weniger als 1 % der Gesamtsäure des Körpers im Urin befindet. Deshalb kann Ihnen ein Urintest zwar eine kurze Übersicht bieten, allerdings keine genaue Diagnose.

Eine weitere Möglichkeit ist die Messung im Blut nach der Methode von Jörgensen. Die Pufferkapazitäten werden im Blut und im Plasma gemessen. Somit kann der Puffergehalt in den Zellen errechnet werden und man kann feststellen, ob eine Übersäuerung vorliegen könnte. Wenn die Pufferkapazität sehr niedrig ist, ist dies ein Zeichen dafür, dass viele körpereigene Puffersubstanzen verbraucht sind. Solche Blutanalysen können aber nur in speziellen Laboren durchgeführt werden.

Basische Ernährung

Jeder kennt mittlerweile den Begriff „basisch“, während „basenüberschüssig“ meist für viele noch ein Fremdwort darstellt. Basisch ist ein chemischer Begriff und bezeichnet Substanzen, die einen pH-Wert von 7 bis 14 aufweisen. Im Bereich der Ernährung und Lebensmittel ist mit basisch jedoch etwas anderes gemeint. Denn auch Zitronen oder Sauerkraut, welche einen sauren pH-Wert von unter 7 haben, sind basische Lebensmittel. Hier bedeutet basisch also: Lebensmittel, die den Säure-Basen-Haushalt nicht aus dem Gleichgewicht bringen, sondern dem Körper dabei helfen, dieses Gleichgewicht zu bewahren oder es wiederzuerlangen.

Warum ist basische Ernährung so wichtig?

Eine basische Ernährung bzw. ein ausgeglichenes Säure-Basen-Verhältnis ist wichtig, um die Gesundheit des kompletten Organismus nicht zu gefährden. Wer sich regelmäßig basisch ernährt, kann sich demnach vor chronischen Krankheiten schützen.

Besonders unsere westlichen Ernährungsgewohnheiten sind nicht mehr ausreichend basisch und können unseren Körper überfordern, da die Ernährungsform meist einen Säureüberschuss enthält. Wir essen oftmals zu eiweißreiche Lebensmittel, wie Fleisch, Milchprodukte, Backwaren und generell viel Weißmehl. Solche Produkte enthalten schwefelhaltige Aminosäuren, wie Cystein und Methionin. Diese Aminosäuren werden vom Körper sauer verstoffwechselt. Auch Phosphorsäure, die überwiegend in Wurstwaren oder in Cola enthalten ist, wirkt sich negativ auf den Säure-Basen-Haushalt aus.

Basische und säurebildende Lebensmittel

Um basische und gesunde Lebensmittel klar erkennen zu können, gibt es einige Kriterien, die Sie beachten können.

1. Ein basisches Lebensmittel sollte reich an Mineralstoffen, wie Kalium, Magnesium oder Calcium sein. Denn diese Mineralstoffe wirken basisch.
2. Lebensmittel sollten arm an säurebildenden Aminosäuren sein. Dazu zählen beispielsweise Methionin und Cystein. Wenn diese Aminosäuren vom Körper abgebaut werden, entstehen Schwefelsäuren. Vor allem in Fleisch, Fisch und Eiern sind diese Aminosäuren enthalten.
3. Ein Lebensmittel sollte die körpereigene Basenbildung anregen. Lebensmittel, die viele Bitterstoffe enthalten, eignen sich hierfür besonders gut, wie Kräuter, bestimmte Gewürze oder Salate.

4. Basische Lebensmittel sollen die Entgiftungsorgane stärken. Vor allem Vitamine, Antioxidantien, Chlorophyll etc. stärken das Immunsystem.
5. Viele basische Lebensmittel weisen auch einen hohen Wasserhaushalt auf. Dadurch kann der Körper besser entgiften.
6. Lebensmittel, die basisch sind, sollte entzündungshemmend wirken und gut für den Magen-Darm-Trakt sein.

Zu den basischen Lebensmitteln gehören:

- Obst
- Salate und Gemüse
- Kartoffeln
- Pilze
- Gewürze und Kräuter
- Sprossen.

Lebensmittel, die zu den säurebildenden zählen, muss man in zwei Gruppen aufteilen. Und zwar in die guten und in die schlechten Säurebildner. Die guten können auch in eine basische Ernährung integriert werden, während man die schlechten komplett vermeiden sollte.

Gute Säurebildner, die Sie während der basischen Ernährung essen können:

- Vollkorngetreide und Pseudogetreide (wie Quinoa)
- Nüsse
- Hülsenfrüchte
- hochwertige Sojaprodukte (unverarbeiteter Tofu, ungesüßte Sojamilch oder Tempeh).

Schlechte Säurebildner, die Sie während der basischen Ernährung nicht konsumieren sollten:

- Fleisch
- Milch und Milchprodukte
- Zucker
- Weißmehlprodukte
- Alkohol und Softdrinks.

Basische Rezepte

Sie erhalten nun wertvolle Rezeptideen und Inspirationen, um für jede Tageszeit und jede Gelegenheit ein leckeres Gericht parat zu haben. Lassen Sie sich von all den Köstlichkeiten verzaubern und bereichern Sie Ihren Alltag.

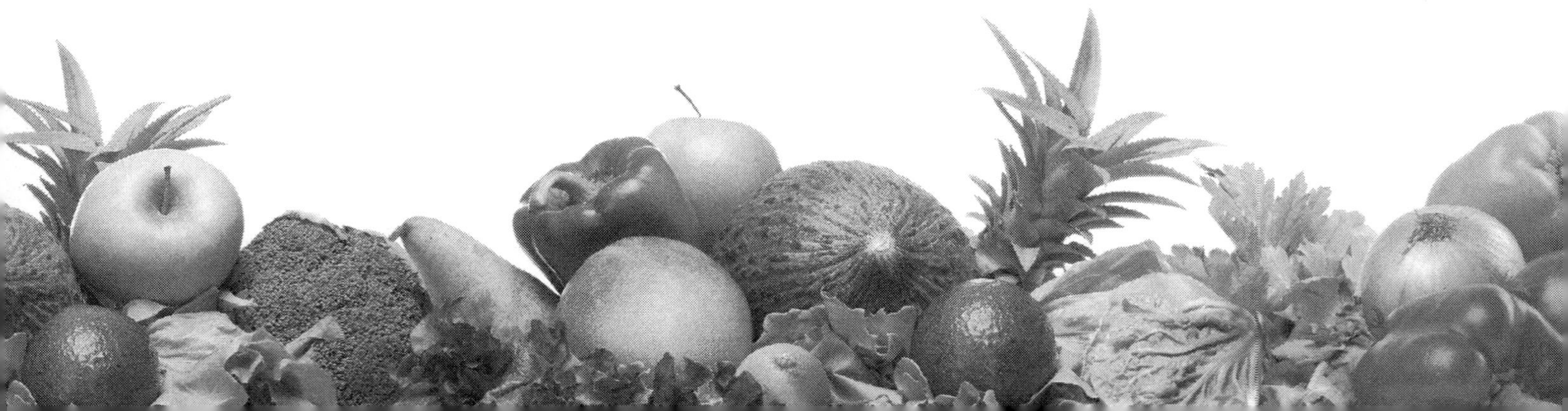

Frühstück

Das Frühstück ist die wichtigste Mahlzeit des Tages. Holen Sie sich die nötige Energie, um gesättigt und gesund in den Tag zu starten.

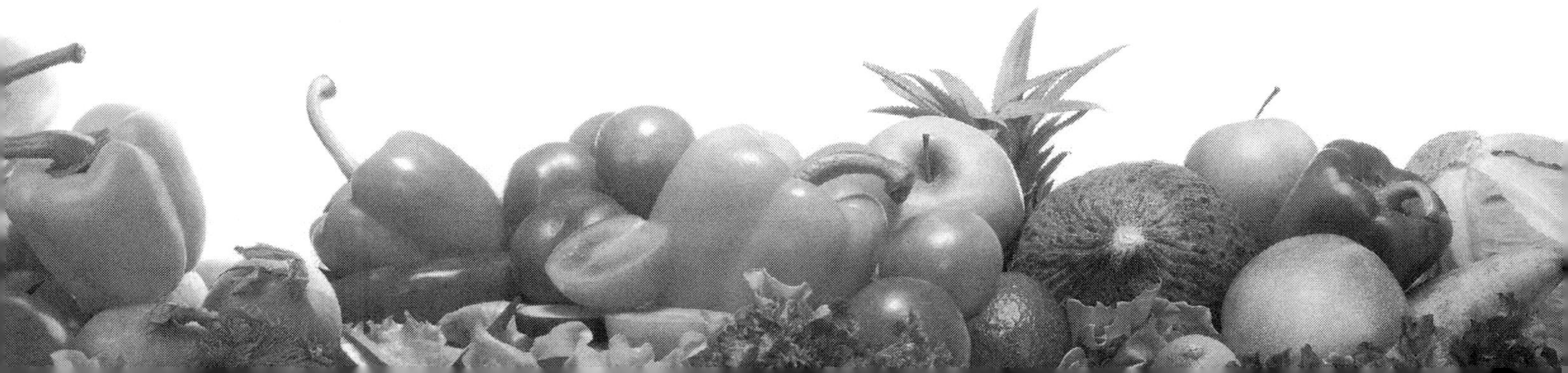

Fruchtiges Müsli

Zutaten für zwei Portionen:

2 Äpfel ☆ 2 Bananen ☆ Eine Handvoll Beeren nach Wahl (z.B. Erdbeeren, Blaubeeren, Brombeeren oder Himbeeren)

100 ml Mandelmilch ☆ 4 Esslöffel Erdmandelflocken

Zubereitung:

Die Bananen mit einer Gabel klein drücken und auf 2 Schüsseln aufteilen. Äpfel grob reiben und unter die Bananen mischen. Erdmandeln mit Mandelmilch vermengen und über die Früchte gießen. Die Beeren auf der Masse verteilen.

Nährwerte pro Portion: 223 kcal, 2 g Fett, 47 g Kohlenhydrate, 4 g Eiweiß

Hirse-Quinoa-Brei

Zutaten für zwei Portionen:

Je ein Esslöffel Hirse und Quinoa über Nacht in Wasser einweichen lassen ☆ 2 Bananen in Scheiben geschnitten

1 großer Apfel fein gerieben ☆ Eine Handvoll entsteinte und klein gehackte Datteln

Flüssige Zutaten und Gewürze:

250 ml Mandelmilch ☆ 2 Esslöffel weißes Mandelmus ☆ Ein Esslöffel Zitronensaft von einer Bio-Zitrone

Je 1 Prise Zimt, Vanille und Salz

Zubereitung:

Das Wasser von der Quinoa-Hirse-Mischung abgießen und mit der Mandelmilch in einer Schüssel vermengen. Den geriebenen Apfel darunter mischen. Nun die Datteln, den Zitronensaft, das Mandelmus, Vanille, Zimt und Salz unterrühren. Alles auf 2 Schalen verteilen und mit Bananenscheiben garnieren.

Nährwerte pro Portion: 371 kcal, 11 g Fett, 59 g Kohlenhydrate, 7 g Eiweiß

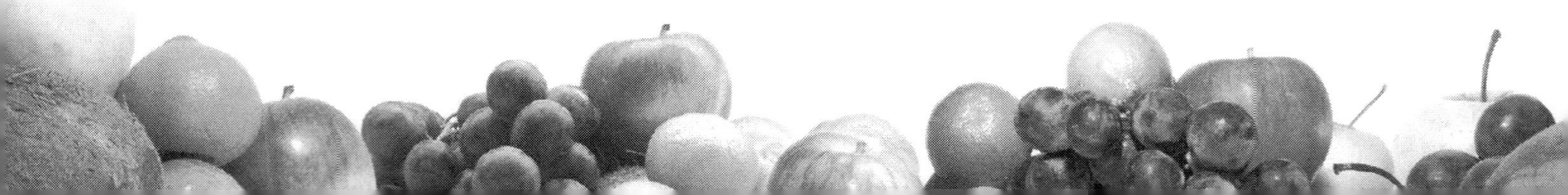

Amarant-Schale mit Trockenobst

Zutaten für 2 Portionen:

30 g gepuffter Amarant ☆ Je 40 g getrocknete Pflaumen, Aprikosen und Feigen in kleine Würfel geschnitten

30 g grob gehackte Haselnüsse ☆ 2 Esslöffel Kokosflocken ☆ 300 g ungesüßter Kokosjoghurt

Ein halber Teelöffel Abrieb einer Bio-Zitrone ☆ Das Mark einer halben Vanilleschote

Zubereitung:

Die Haselnüsse zusammen mit den Kokosflocken in einer trockenen Pfanne rösten. Den Kokosjoghurt mit dem Vanillemark und dem Zitronenabrieb gut vermengen und auf zwei Schüsseln verteilen. Die Hälfte des getrockneten Obstes sowie die Nüsse unter den Joghurt rühren. Die restlichen Früchte, Nüsse, Kokosflocken und den Amarant darüber streuen.

Nährwerte pro Portion: 447 kcal, 20 g Fett, 45 g Kohlenhydrate, 12 g Eiweiß

Frühstückskekse

Zutaten für zwei Portionen:

5 Esslöffel Haferflocken ☆ 2 Esslöffel Lupinenschrot (über Nacht in Wasser einweichen lassen)

3 Esslöffel grob gehackte Mandeln ☆ 1/2 Banane ☆ 50 ml Wasser ☆ 1 Esslöffel Agavendicksaft oder Ahornsirup

1 Esslöffel Kokosöl ☆ 1/2 Teelöffel Backpulver ☆ 1 Prise Salz

Zubereitung:

Ein Backblech mit Backpapier auslegen und den Ofen auf 180 Grad vorheizen. Das Einweichwasser von dem Lupinenschrot abgießen und die Masse gründlich ausdrücken. Die Banane in einer Schüssel mit 50 ml Wasser zerdrücken, alle anderen Zutaten hinzufügen und zu einem Teig vermengen. Immer einen Esslöffel Teig auf das Backpapier legen und flach drücken. Die Kekse etwa 15 min im Ofen lassen.

Nährwerte pro Portion: 220 kcal, 10 g Fett, 20 g Kohlenhydrate, 8 g Eiweiß

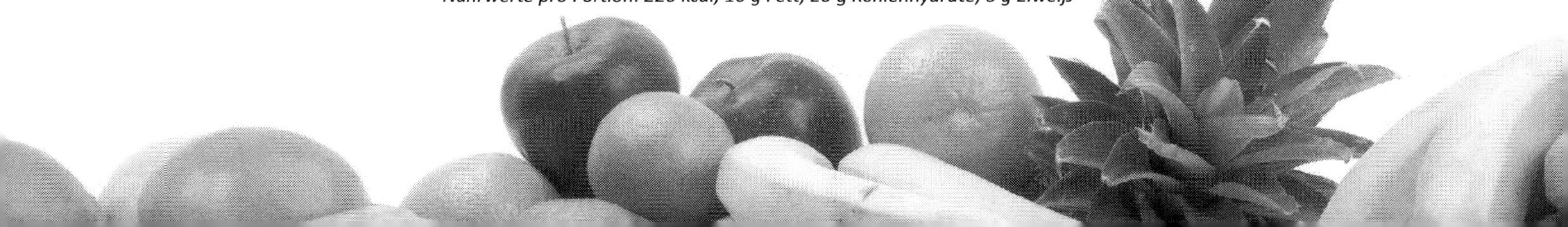

Haferflocken-Smoothie

Zutaten für zwei Portionen:

500 ml Hafermilch ☆ 2 Bananen ☆ 60 g Erdnussmus ☆ 5 Esslöffel Haferflocken

Zubereitung:

Die ganzen Zutaten in einen Standmixer geben und pürieren. Auf zwei Gläser verteilen und kühl stellen.

Nährwerte pro Portion: 555 kcal, 20 g Fett, 73 g Kohlenhydrate, 16 g Eiweiß

Knuspriger veganer „Speck"

Ideale Beilage für einen ausgiebigen Brunch. Passt auch hervorragend zu veganem Rührei oder auf einem leckeren Avocado-Sandwich.

Zutaten für zwei Portionen:

50 g Reispapier ☆ 5 Esslöffel geröstetes Sesamöl ☆ 2 Esslöffel Pulver von einer Bio-Gemüsebrühe ☆ 1 Teelöffel Yacon-Sirup

1 Teelöffel gestrichenes Räuchersalz (im Bioladen oder Reformhaus erhältlich) ☆ 1 Teelöffel Paprikapulver (nach Belieben edelsüß oder scharf)

Zubereitung:

Den Backofen auf 180 Grad Umluft vorheizen und ein Backblech mit Backpapier auslegen. Nun die Gewürzmischung vorbereiten. Dafür die Gemüsebrühe, das Sesamöl, Yacon-Sirup und Räuchersalz in einer Schüssel gut verrühren. Eine Schüssel mit kaltem Wasser bereitstellen, dass Reispapier etwa 1 bis 2 Minuten einweichen und danach in grobe Streifen schneiden. Die Reispapier-Streifen in die Gewürzmischung tauchen und auf das Backpapier legen. Die Streifen sollten etwa 8 Minuten im Ofen bleiben. Aus dem Ofen herausnehmen, mit Paprikapulver bestreuen und kurz abkühlen lassen.

Nährwerte: 291 kcal, 15 g Fett, 28 g Kohlenhydrate, 1 g Eiweiß

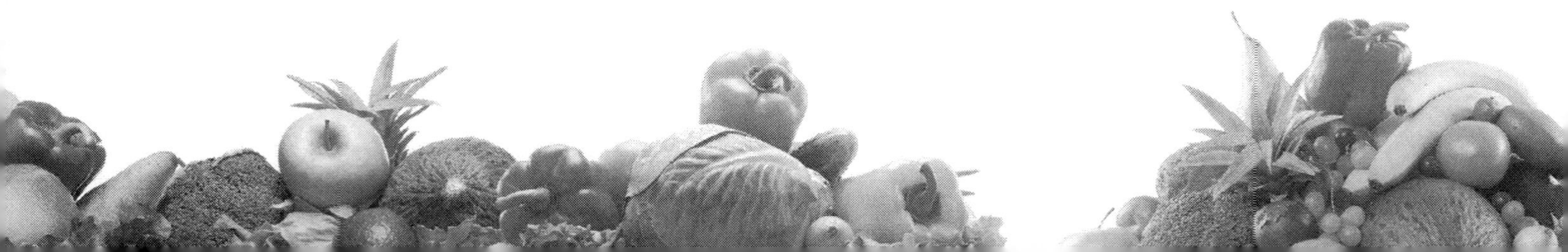

Green-Smoothie

Genießen Sie regelmäßig einen gesunden und grünen Smoothie. Er schmeckt nicht nur gut, sondern sorgt auch für ein gutes Blutbild und ein intaktes Immunsystem.

Zutaten für zwei Portionen:

2 Handvoll frischer Spinat ☆ 1 gefrorene Banane in Stücke geschnitten ☆ 1 Esslöffel Gerstengraspulver ☆ 250 ml Kokoswasser

1 Esslöffel Kokosöl oder Leinöl ☆ 1 Teelöffel Vanillemark ☆ 3 Esslöffel weißes Mandelmus

Je ein halber Teelöffel Kurkuma und Zimt ☆ 1 Prise Pfeffer

Zubereitung:

Die ganzen Zutaten in einem Standmixer für 2 Minuten fein pürieren. Auf 2 Gläser verteilen, bei Bedarf in den Kühlschrank stellen und gekühlt genießen.

Nährwerte pro Portion: 246 kcal, 13 g Fett, 26 g Kohlenhydrate, 5 g Eiweiß

Süßkartoffel-„Toast" mit fruchtigem Kakaoaufstrich

Zutaten für zwei Portionen:

2 Süßkartoffeln ☆ 100 g Himbeeren ☆ 70 g getrocknete Pflaumen ☆ 1 Teelöffel zuckerfreies Kakaopulver

1 Esslöffel gemahlene Haselnüsse ☆ 1 Teelöffel Agavendicksaft ☆ 2 Prisen Zimt

Zubereitung:

Die getrockneten Pflaumen für 30 Minuten im Wasser quellen lassen, abgießen und sie mit einem Stabmixer fein pürieren. Während die Pflaumen quellen, die Süßkartoffeln schälen und diese in vier Scheiben schneiden. Den Backofen auf 180 Grad Umluft vorheizen, die Süßkartoffeln auf ein Blech mit Backpapier legen und für 10 Minuten backen. Danach die gemahlenen Haselnüsse in einer Pfanne bei mittlerer Hitze rösten und sie mit dem Zimt und dem Kakaopulver vermengen. Anschließend den Agavendicksaft und das Pflaumenmus unterrühren. Die Süßkartoffelscheiben damit bestreichen und mit Himbeeren garnieren.

Nährwertangaben pro Portion: 325 kcal, 6 g Fett, 58 g Kohlenhydrate, 6 g Eiweiß

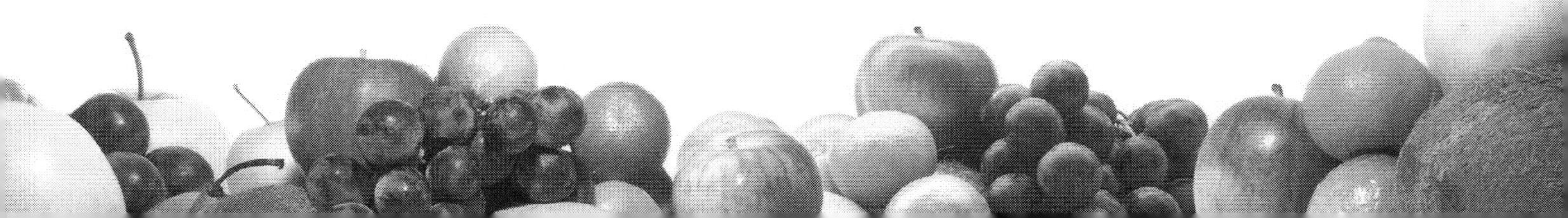

Fruchtige Getreide-Grütze

Zutaten für zwei Portionen:

2 Esslöffel geschroteter Dinkel ☆ 2 Esslöffel geschrotete Hirse ☆ 1 Esslöffel gemahlener Mohn ☆ 150 ml Wasser
200 ml ungesüßte Hafermilch ☆ 1 Banane ☆ 1 Orange ☆ 1 Grapefruit ☆ 1 Handvoll Zitronenmelisse

Zubereitung:

Das Getreide und den Mohn in einem Topf mit 150 ml Wasser für 2 Minuten bei geringer Hitze kochen lassen. Nun das Getreide abkühlen lassen, währenddessen die Banane mit der Hafermilch in einem Standmixer pürieren und unter die Getreidemischung unterrühren. Die Orange und die Grapefruit in Stückchen teilen und zusammen mit der Zitronenmelisse auf der Grütze garnieren.

Nährwertangaben pro Portion: 394 kcal, 9 g Fett, 59 g Kohlenhydrate, 13 g Eiweiß

Erdbeer-Smoothie-Obstsalat

Zutaten für zwei Portionen

400 g Erdbeeren in Scheiben geschnitten ☆ 200 g Himbeeren ☆ Saft 1 Orange ☆ 1 Esslöffel Agavendicksaft
2 Esslöffel Mandelkerne ☆ 1 Stiel Zitronenmelisse

Zubereitung:

Die Hälfte der Erdbeerscheiben und die Hälfte der Himbeeren in einem Standmixer pürieren. Den Orangensaft und den Agavendicksaft unterrühren. Den Smoothie auf zwei tiefere Suppenteller verteilen und die restlichen Beeren darauflegen. Mit den Mandelkernen und der Zitronenmelisse garnieren.

Nährwerte pro Portion: 180 kcal, 5 g Fett, 24 g Kohlenhydrate, 5 g Eiweiß

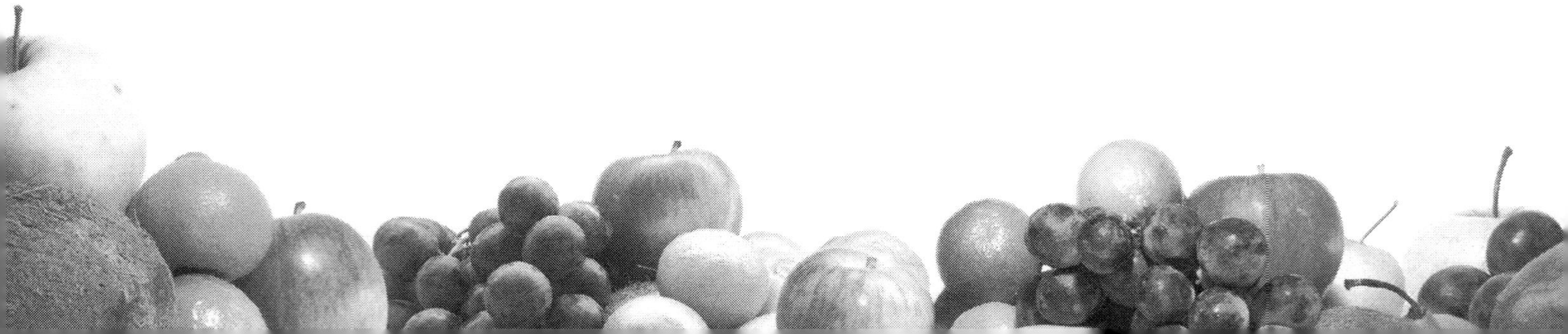

Basilikum-Pudding

Zutaten für vier Portionen:

400 ml Mandelmilch ☆ 100 ml Wasser ☆ 5 Esslöffel Basilikumsamen ☆ 3 Esslöffel weißes Mandelmus

2 Esslöffel Xylit (basischer Zuckerersatz) ☆ 1 Teelöffel Vanillemark ☆ 100 g frische Cranberrys

1 Teelöffel Zitronenabrieb von einer Bio-Zitrone

Zubereitung:

Alle Zutaten, bis auf das Mandelmus und die Cranberrys, in einem Topf unter ständigem Umrühren für 2 Minuten aufkochen lassen. In eine Schüssel umfüllen und abkühlen lassen. Danach das Mandelmus zum Pudding geben, auf vier Schalen verteilen und mit Cranberrys garnieren.

Nährwertangabe pro Portion: 225 kcal, 9 g Fett, 26 g Kohlenhydrate, 8 g Eiweiß

Reichhaltiger Bananen-Kokos-Shake

Zutaten für zwei Portionen

2 Bananen in Scheiben geschnitten ☆ 400 ml Kokosmilch ☆ 200 g Kokosquark

100 g ungesüßter Sojajoghurt ☆ 1 Esslöffel Agavendicksaft

Zubereitung:

Alle Zutaten in einem Standmixer fein pürieren, in zwei Gläser füllen und kühl stellen.

Nährwertangaben pro Portion: 475 kcal, 29 g Fett, 41 g Kohlenhydrate, 5 g Eiweiß

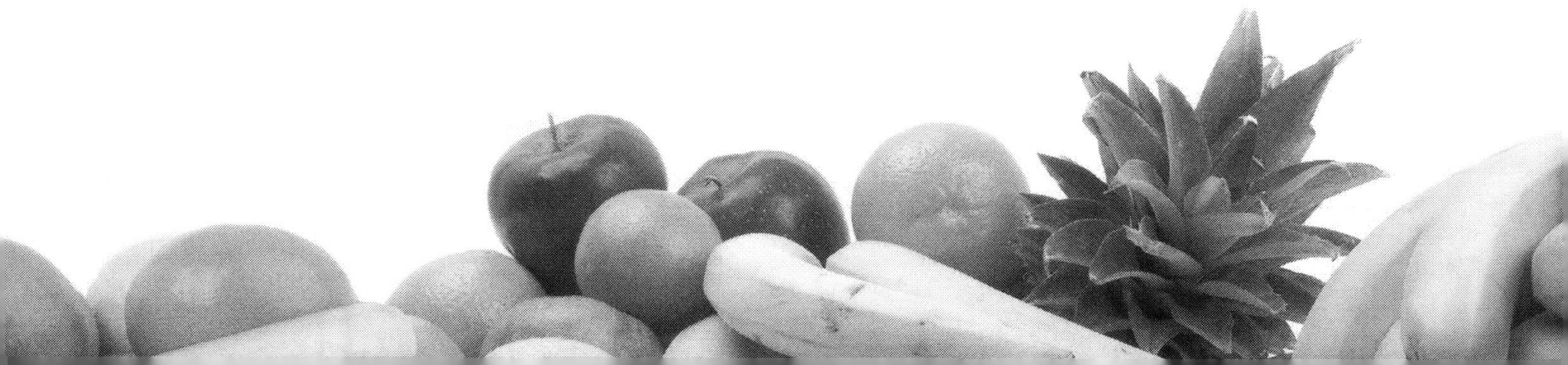

Hirse-Pfannkuchen

Zutaten für vier Stück:

130 g Hirse ☆ 50 g feine, glutenfreie Haferflocken ☆ 2 Bananen in Scheiben geschnitten ☆ 300 ml Mandelmilch
1 Esslöffel Kokosöl ☆ 3 Esslöffel Xylit (basischer Zuckerersatz) ☆ 1 Teelöffel Apfelessig ☆ Mark 1 Vanilleschote
1 Esslöffel Backpulver ☆ Je eine Prise Zimt und Salz

Zubereitung:

Die Haferflocken mit dem Xylit, Vanillemark, Zimt, Salz und der Mandelmilch in eine Schüssel geben und mit einem Handmixer zu einem Teig rühren. Die Bananenscheiben mit der Hirse in einem Standmixer pürieren und in den Teig geben. Den Teig gründlich mixen und 30 Minuten ruhen lassen. Danach das Backpulver und den Essig unterrühren, eine Pfanne mit Kokosöl erhitzen und jeweils eine Suppenkelle Teig in die Pfanne geben. Den Teig in der Pfanne glatt streichen und bei mittlerer Hitze auf beiden Seiten goldbraun backen.

Tipp: Belegen Sie den Pfannkuchen mit Beeren oder bestreichen Sie diesen mit selbst gemachter, basischer Marmelade.

Nährwertangaben pro Stück: 579 kcal, 6 g Fett, 114 g Kohlenhydrate, 13 g Eiweiß

Warmer Porridge mit Blaubeeren

Zutaten für eine Portion:

2 Handvoll Blaubeeren ☆ 4 Esslöffel feine, glutenfreie Haferflocken ☆ 2 Esslöffel Lupinenschrot (über Nacht in Wasser einweichen lassen)
3 Esslöffel fein gehackte Pistazien ☆ 200 ml ungesüßte Sojamilch ☆ 1 Esslöffel Agavendicksaft ☆ 1 Prise Zimt

Zubereitung:

Die eingeweichten Lupinen abgießen und diese mit der Sojamilch in einem Top aufkochen lassen. Nun alle weiteren Zutaten, außer Blaubeeren und Pistazien, mit in den Topf geben und 5 Minuten köcheln lassen. Stetig verrühren, damit die Masse nicht anbrennt. Das Porridge in eine Schale füllen und mit Pistazien sowie Blaubeeren garnieren.

Nährwertangaben pro Person: 538 kcal, 65 g Fett, 21 g Kohlenhydrate, 20 g Eiweiß

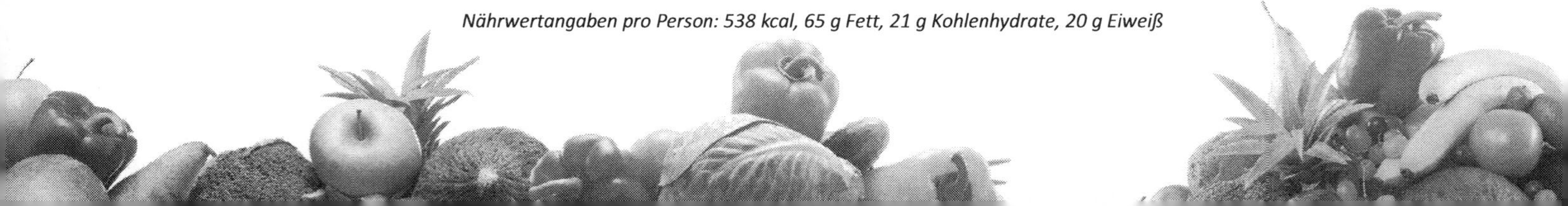

Veganes „Rührei" mit Topping

Zutaten für zwei Portionen:

Für das Rührei:

100 g Kichererbsen-Mehl ☆ 300 ml Wasser ☆ 60 ml ungesüßte Mandelmilch ☆ 2 Esslöffel Olivenöl

1 Esslöffel Edelhefeflocken ☆ 1 Teelöffel Kala Namak (Schwefelsalz für den Ei-Geschmack) ☆ 1 Teelöffel Kurkuma

Für das Topping:

1 große Fleischtomate in Würfel geschnitten ☆ 1 Avocado in kleine Stücke geschnitten ☆ 2 Esslöffel Olivenöl

1 Esslöffel Zitronensaft von einer Bio-Zitrone ☆ 2 Esslöffel klein gehackte Petersilie ☆ Je 1 Prise Salz und Pfeffer

Zubereitung:

Um das „Rührei" vorzubereiten, sollte das Kichererbsen-Mehl mit Wasser, Kurkuma, Kala Namak und Edelhefeflocken in einer Schüssel verrührt werden. Die Avocado, die Tomatenwürfel, Zitronensaft, Olivenöl, Salz und Pfeffer in einer separaten Schüssel vermengen und beiseitestellen. Eine Pfanne mit Olivenöl erhitzen, den Kichererbsen-Teig nach und nach anbraten und grob zerstückeln. Die Mandelmilch dazu gießen, noch 1 Minute erwärmen und das „Rührei" auf zwei Teller verteilen. Zitronensaft und Olivenöl in die Topping-Schüssel geben und gut verrühren. Das Topping über oder neben das Rührei geben und mit Petersilie garnieren.

Nährwertangaben pro Portion: 396 kcal, 27 g Fett, 26 g Kohlenhydrate, 9 g Eiweiß

Möhren-Kurkuma-Smoothie

Zutaten für vier Portionen:

2 große Möhren geschält und in Scheiben geschnitten ☆ 1 Stangensellerie in Stücke geschnitten

1 roter Apfel in Spalten geschnitten ☆ 1 Birne in Spalten geschnitten ☆ Saft einer Bio-Zitrone ☆ 350 ml Wasser

2 kleine, fein gehackte Ingwerstücke ☆ 2 kleine, fein gehackte Kurkumastücke ☆ 1 Prise Pfeffer

Zubereitung:

Alle Zutaten in einen Standmixer geben und für 2 - 3 Minuten kräftig pürieren, auf 4 Gläser verteilen und gekühlt genießen.

Nährwerte pro Person: 74 kcal, 2 g Fett, 10 g Kohlenhydrate, 1 g Eiweiß

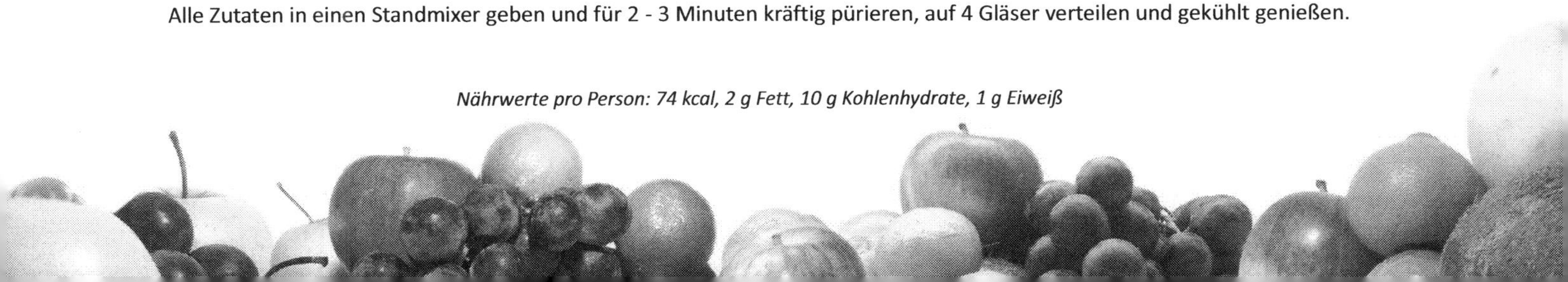

Mango-Pancakes

Zutaten für zwei Portionen:

170 g Dinkel-Vollkornmehl ☆ 2 Teelöffel Backpulver ☆ 2 Esslöffel Kokosöl ☆ 450 ml Reismilch mit Kokosgeschmack

200 g Kokosjoghurt ☆ 2 Esslöffel Rapsöl ☆ 1 Mango, geschält und in Stücke geschnitten ☆ 2 Teelöffel Chiasamen

Zubereitung:

Die trockenen Zutaten in eine Schüssel geben und mit der Reismilch zu einem Teig verrühren. Rapsöl in einer Pfanne erhitzen und jeweils 1 Esslöffel Teig in die Pfanne geben. Der Teig müsste etwa für 6 kleine Pancakes reichen. Die Pancakes von beiden Seiten goldbraun backen. Auf zwei Teller verteilen, die Pancakes mit Kokosjoghurt beträufeln und mit Mango und Chiasamen garnieren.

Nährwerte pro Portion: 481 kcal, 23 g Fett, 59 g Kohlenhydrate, 8 g Eiweiß

Bagel mit Spargel und Erdbeeren

Zutaten für vier Portionen:

4 reine Vollkornbagel ☆ 250 g weißer Spargel ☆ 200 g Erdbeeren in Scheiben geschnitten ☆ 1 Avocado

1 Esslöffel Senf ☆ Saft einer Bio-Zitrone ☆ 1 Päckchen Kresse ☆ 1 Prise Salz

Zubereitung:

Den Spargel schälen und in gesalzenen Wasser mit Zitronensaft für 20 Minuten bissfest kochen. Nach dem Abgießen in mundgerechte Stücke schneiden. Das Fruchtfleisch der Avocado mit einer Gabel zerdrücken, in eine Schüssel geben und mit Senf und Salz verrühren. Die Bagels in der Hälfte durchschneiden, toasten, mit dem Avocado-Aufstrich bestreichen, mit Spargel und Erdbeerscheiben belegen und mit Kresse garnieren.

Nährwerte pro Person: 523 kcal, 22 g Fett, 64 g Kohlenhydrate, 15 g Eiweiß

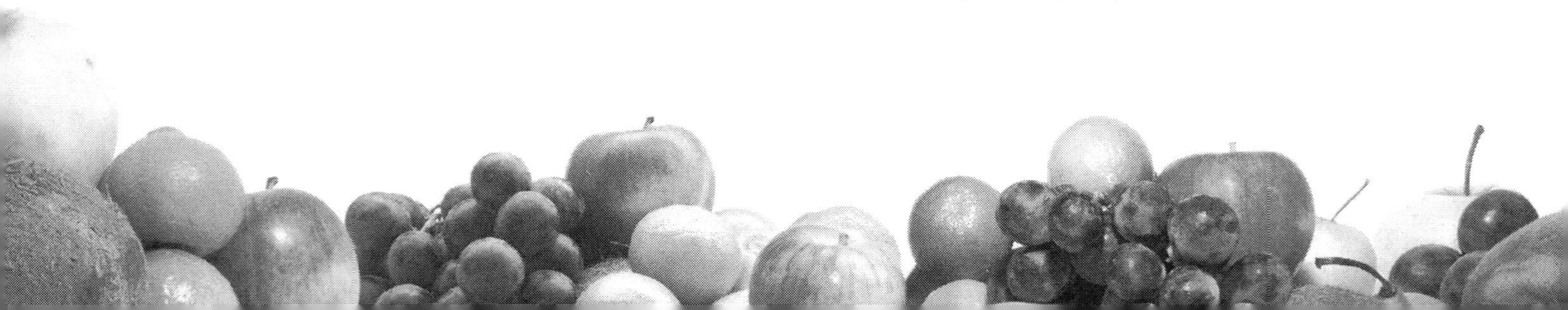

Crêpes aus Dinkel und Buchweizen

Zutaten für 8 Stück:

150 g Dinkel-Vollkornmehl ☆ 3 Esslöffel Buchweizenmehl ☆ 200 ml ungesüßte Mandelmilch ☆ 150 ml Mineralwasser
2 Esslöffel Kokosöl ☆ 1 Esslöffel Agavendicksaft ☆ Verschiedene Früchte nach Wahl

Zubereitung:

Die kompletten Zutaten in eine Schüssel geben, das Kokosöl erwärmen und alles mit einem Handmixer kräftig verrühren. Danach den Teig für 15 Minuten quellen lassen. Kokosöl in einer Pfanne erhitzen und eine Kelle Teig in die Pfanne geben. Die Crêpes von beiden Seiten für etwa 3 Minuten backen. Auf Teller verteilen und mit Obst und Agavendicksaft garnieren.

Nährwerte pro Stück: 151 kcal, 4 g Fett, 25 g Kohlenhydrate, 3 g Eiweiß

Mohnjoghurt mit Früchten

Zutaten für vier Portionen:

<u>Für den Fruchtsalat:</u>

1 kleine Galia-Melone in mundgerechte Stücke geschnitten ☆ 1 kleine Ananas in mundgerechte Stücke geschnitten
1 Bio-Orange in Spalten zerteilt ☆ 1 Apfel in kleine Würfel geschnitten ☆ Kerne eines Granatapfels ☆ 1 Strauch frische Minze

<u>Für den Mohnjoghurt:</u>

150 g ungesüßter Sojajoghurt ☆ 2 Esslöffel Mohn ☆ 1 Teelöffel Orangenabrieb ☆ Mark einer Vanilleschote ☆ Eine Prise Kardamom

Zubereitung:

Alle Zutaten für den Fruchtsalat in einer Schüssel verteilen und alle Zutaten für den Mohnjoghurt in einer separaten Schüssel anrühren. Die Früchte in 4 Schalen verteilen, den Joghurt darüber geben und mit frischer Minze garnieren.

Nährwerte pro Portion: 166 kcal, 3 g Fett, 28 g Kohlenhydrate, 5 g Eiweiß

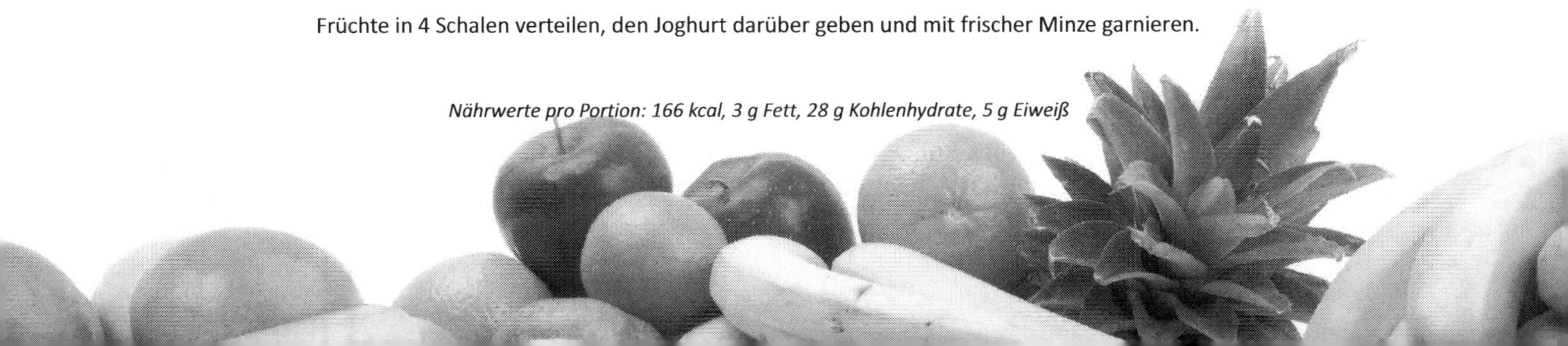

Snacks

Hier finden Sie kleine Zwischenmahlzeiten für die Mittagspause oder einfach für den kleinen Hunger zwischendurch.

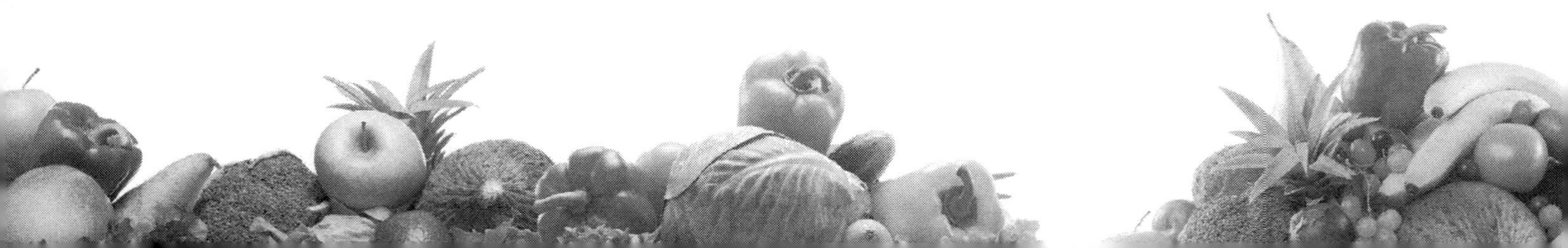

Falafel-Bällchen mit Erbsen

Zutaten für 14 Stück:

300 Gramm grüne Tiefkühlerbsen ☆ 125 Gramm Kichererbsen aus dem Glas ☆ 50 Gramm Kichererbsen-Mehl
8 Gramm Chiasamen ☆ 2 Esslöffel Tahini ☆ 2 Esslöffel Erdnussöl zum Braten ☆ 1 Esslöffel Tamari
Je 1/2 Teelöffel Kreuzkümmel und Korianderpulver

Zubereitung:

Die Erbsen in einem Topf mit gesalzenem Wasser kurz auftauen lassen. Danach mit eiskaltem Wasser abschrecken und abtropfen lassen. Geben Sie die Erbsen und die restlichen Zutaten für die Falafel, außer dem Erdnussöl, in den Standmixer. Die Masse sollte grob püriert sein und in einer Schüssel mit Tamari und Salz gewürzt werden. Erhitzen Sie die Pfanne mit Erdnussöl, formen Sie den Falafel-Teig zu kleinen Kugeln, die etwas flachgedrückt werden, und braten Sie diese bei mittlerer Hitze an. Die Bällchen sollten goldbraun und knusprig sein. Falafel können warm oder kalt gegessen werden: Als kleiner Snack für Zwischendurch oder servieren Sie die Falafel zusammen mit einem knackigen Salat und/oder einem Dip.

Nährwerte pro Portion: 318 kcal, 16 g Fett, 28 g Kohlenhydrate, 15 g Eiweiß

Energie-Riegel

Zutaten für 12 Stück:

200 g Mandeln (über Nacht im Wasser einweichen lassen) ☆ 100 g Sonnenblumenkerne (über Nacht im Wasser einweichen lassen)
1 Banane in Scheiben geschnitten ☆ 50 g klein gehackte Datteln ☆ 4 Esslöffel fein gehackte Cranberrys
2 Esslöffel Sesam ☆ 1 Teelöffel Vanillemark

Zubereitung:

Alle Zutaten, bis auf die Cranberrys und den Sesam, in einen Standmixer geben und grob pürieren. In eine Schüssel füllen und die Cranberrys einrühren. Den Teig zu einem Rechteck formen und 12 Riegel, die etwa 4 cm breit und 10 cm lang sind, abschneiden. Die Riegel auf ein Blech mit Backpapier legen und bei 50 Grad Umluft im Backofen für mehrere Stunden trocknen lassen.

Nährwerte pro Stück: 223 kcal, 16 g Fett, 10 g Kohlenhydrate, 7 g Eiweiß

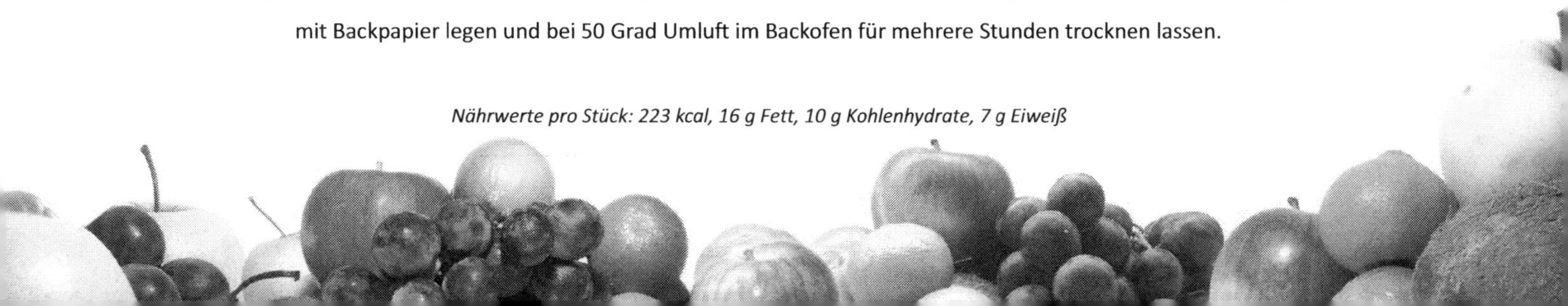

Selleriebratlinge mit frischem Gurkensalat

Zutaten für 2 Portionen:

Für die Bratlinge:

2 Knollensellerie fein geraspelt ☆ 100 g Vollkornmehl ☆ 2 Esslöffel Paniermehl (aus Dinkel oder Vollkorn)

3 Esslöffel Erdnussöl ☆ 1 Esslöffel Zitronensaft von einer Bio-Zitrone ☆ 2 Prisen Muskatnusspulver

Für den Salat:

1 Salatgurke ☆ 1 Päckchen Kresse ☆ 1 Esslöffel Sojajoghurt ☆ 1 Esslöffel Olivenöl

Je 1 Teelöffel Senf und Meerrettich ☆ Spritzer Zitronensaft ☆ 2 Esslöffel Dill

Zubereitung:

Das Mehl mit der geriebenen Sellerie, dem Zitronensaft, Salz, Pfeffer und Muskat in einer Schüssel vermengen und zu ca. 15 Kugeln formen. Die Salatgurke bis zum Kerngehäuse in Streifen schälen. Nun wird das Dressing vorbereitet. Dazu den Sojajoghurt, Senf, Meerrettich und den Zitronensaft in einer Salatschüssel verrühren. Das Olivenöl und den Dill dazugeben und bei Bedarf mit Salz und Pfeffer abschmecken. Danach die Gurkenstreifen unter das Dressing rühren. Das Paniermehl in eine Schüssel füllen, Erdnussöl in einer Pfanne erhitzen und die Kugeln aus Sellerie im Paniermehl mehrmals wenden. Die Bratlinge für etwa 10 Minuten in der Pfanne bei mittlerer Hitze braten und auf einer Küchenrolle abtropfen lassen. Den Gurkensalat auf zwei Tellern anrichten, die Selleriebratlinge auflegen und mit Kresse garnieren.

Nährwerte pro Portion: 454 kcal, 23 g Fett, 48 g Kohlenhydrate, 13 g Eiweiß

Gebackene Kichererbsen

Zutaten für zwei Personen:

250 g Kichererbsen aus dem Glas, abgeschüttet und gut getrocknet ☆ Eine fein gehackte rote Chilischote

2 Esslöffel Knoblauchöl ☆ 1 Teelöffel süßes oder scharfes Paprikapulver ☆ 3 Esslöffel frische Rosmarin

1 Teelöffel Meersalz

Zubereitung:

Ein Backblech mit Backpapier auslegen und den Ofen auf 180 Grad Umluft vorheizen. Alle Zutaten in einer Schüssel gut verrühren, die Kichererbsen auf das Blech legen und ca. 30 Minuten im Ofen lassen. Den Snack können Sie entweder warm oder kalt verspeisen.

Nährwerte pro Portion: 210 kcal, 12 g Fett, 18 g Kohlenhydrate, 7 g Eiweiß

Räuchertofu-Sandwich

Zutaten für zwei Portionen:

2 Scheiben Vollkornbrot ☆ 100 g Räuchertofu in lange Scheiben geschnitten ☆ 2 Möhren in feine Scheiben geschnitten

2 große Salatblätter nach Wahl ☆ 80 g Sonnenblumenöl ☆ 60 ml ungesüßte Sojamilch ☆ 2 Teelöffel Senf

1 Teelöffel Apfelessig ☆ 1 Teelöffel fein geriebener Ingwer ☆ 3 Spritzer Zitronensaft + etwas Abrieb einer Bio-Zitrone

Zubereitung:

Um die Mayonnaise für das Sandwich vorzubereiten, die Sojamilch, Senf, Ingwer, Apfelessig, Zitronensaft und Abrieb in einen Standmixer geben und pürieren. Das Sonnenblumenöl hinzufügen und weiter pürieren. Mit Salz und Pfeffer abschmecken.

Die Brotscheiben halbieren, mit der Mayonnaise bestreichen und mit dem Salatblatt, den Möhrenscheiben und dem Tofu belegen. Die Hälften zusammenklappen und als Pausensnack genießen.

Nährwerte pro Portion: 675 kcal, 46 g Fett, 41 g Kohlenhydrate, 36 g Eiweiß

Rohkost-Bällchen

Zutaten für 6 Bällchen:

250 g Sonnenblumenkerne (über Nacht einweichen lassen) ☆ 40 g Walnüsse (über Nacht einweichen lassen)

1 Möhre, geschält und in kleine Würfel geschnitten ☆ 2 Esslöffel Mohnsamen ☆ 2 Esslöffel Sesamsamen

1 Esslöffel Edelhefeflocken ☆ 1 Prise Kümmel ☆ 1 Prise Meersalz

Zubereitung:

Die Sonnenblumenkerne, die Walnüsse, Möhrenwürfel, Salz und Pfeffer in einem Standmixer fein pürieren und die Masse zu Kugeln formen. Mohn- und Sesamsamen in separate Schalen geben und die Kugeln darin wälzen.

Tipp: Die Bällchen schmecken am besten zusammen mit einem Dip oder als Beilage zu einem Salatteller.

Nährwerte pro Bällchen: 274 kcal, 23 g Fett, 5 g Kohlenhydrate, 9 g Eiweiß

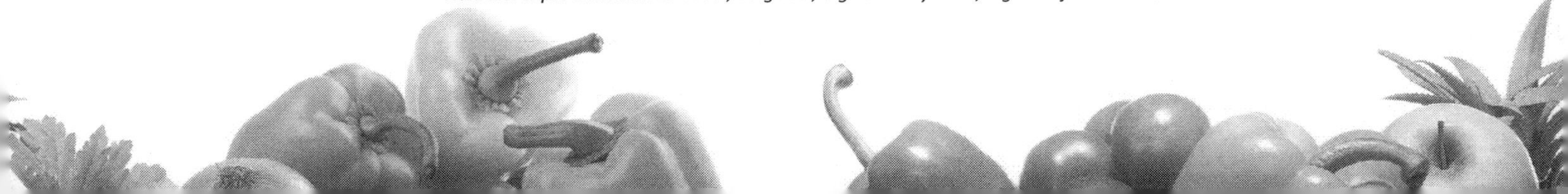

Schnittchen mit veganem „Lachs"

Zutaten für zwei Portionen:

Für die Schnittchen:

4 Scheiben Vollkornbrot ☆ 3 Esslöffel frischer Dill

Für den „Lachs":

4 große Möhren ☆ 60 g Olivenöl ☆ 1 Teelöffel Apfelessig ☆ ½ Teelöffel Nori-Algen (in einem Mixer fein gemahlen)

500 g grobes Meersalz ☆ 1 Prise Räuchersalz

Für den Aufstrich:

1 Esslöffel Meerrettich ☆ 40 g Rapsöl ☆ 30 ml Mandelmilch ☆ 1 Teelöffel Senf ☆ Salz und Pfeffer

Zubereitung:

Den Backofen auf 150 Grad Umluft vorheizen.

Um den veganen Lachs vorbereiten zu können, muss eine Auflaufform mit dem groben Meersalz belegt und mit den ungeschälten Möhren für eine Stunde in den Ofen geschoben werden. Die Möhren abkühlen lassen, die Schale abziehen und in dünne „Lachsscheiben" schneiden.

Das Olivenöl, Essig, Nori-Algen und Räuchersalz in einer Schüssel vermengen, die Möhrenscheiben unterrühren und über Nacht im Kühlschrank lagern.

Am nächsten Tag muss nur noch der Aufstrich vorbereitet werden. Alle Zutaten in den Standmixer geben und cremig pürieren. Das Brot in der Pfanne rösten, mit dem Aufstrich bestreichen und mit dem „Lachs" belegen. Die Schnittchen mit Dill garnieren.

Nährwerte pro Portion: 601 kcal, 52 g Fett, 1 g Kohlenhydrate, 1 g Eiweiß

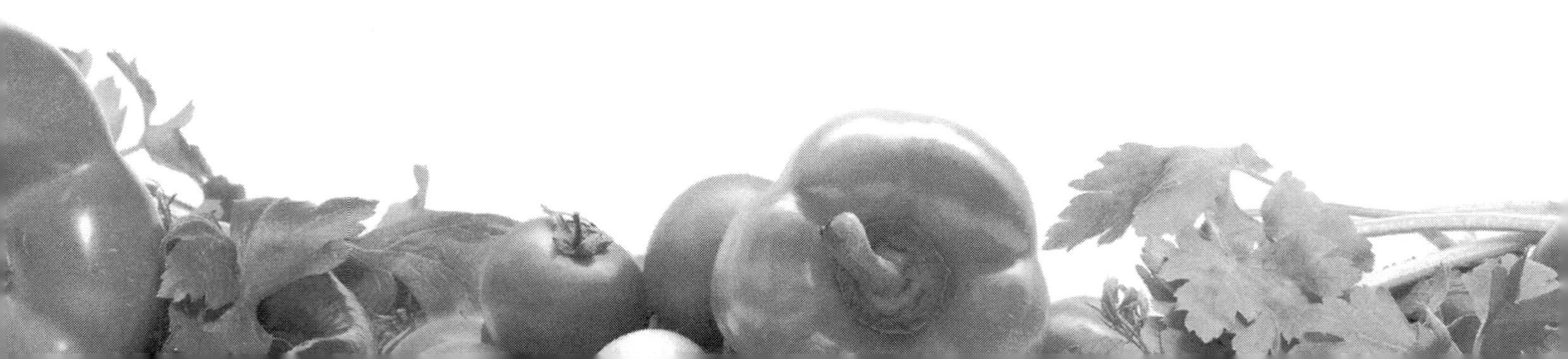

Nori-Nachos

Zutaten für zwei Portionen:

4 Nori-Algenblätter, längs halbiert ☆ 80 g Vollkorn-Dinkelmehl ☆ 50 g Pfeilwurzelstärke
130 ml kaltes Wasser ☆ 1 Esslöffel Erdnussöl ☆ 2 Esslöffel Sojasoße

Zubereitung:

Das Mehl und die Pfeilwurzelstärke mit Wasser und Sojasoße in einer Schüssel verrühren. Den Teig auf einen Teller geben und eine Pfanne mit Erdnussöl erhitzen. Die Nori-Blätter im Teig wälzen und diese zwei Minuten in der Pfanne braten. Nun die gebratenen Algen auf ein Küchenpapier legen, abkühlen lassen und im Anschluss in Dreiecke (Nacho-Form) schneiden.

Nährwerte pro Person: 386 kcal, Fett 20 g, Kohlenhydrate 46 g, Eiweiß 2 g

Gefüllte Paprika mit Tofu-Basilikum

Zutaten für vier Personen:

12 kleine bunte Paprika, halbiert ☆ 120 g Naturtofu ☆ 60 g Räuchertofu ☆ Bund frisches Basilikum
3 Esslöffel Mandelmilch ☆ Je ein Esslöffel Olivenöl und Erdnussöl ☆ 1 Esslöffel Sojasoße
1 Esslöffel Zitronensaft von einer Bio-Zitrone ☆ 1 Teelöffel Meersalz ☆ 1 Prise Pfeffer

Zubereitung:

Den Tofu mit Mandelmilch, Sojasoße, Olivenöl, Zitronensaft und dem Basilikum in einem Standmixer fein pürieren und die Masse in die Paprikahälften füllen.

Eine Pfanne mit Erdnussöl erhitzen und die gefüllten Paprika für 5 Minuten anbraten, bis eine Kruste entsteht.

Nährwerte pro Person: 121 kcal, 9 g Fett, 1 g Kohlenhydrate, 2 g Eiweiß

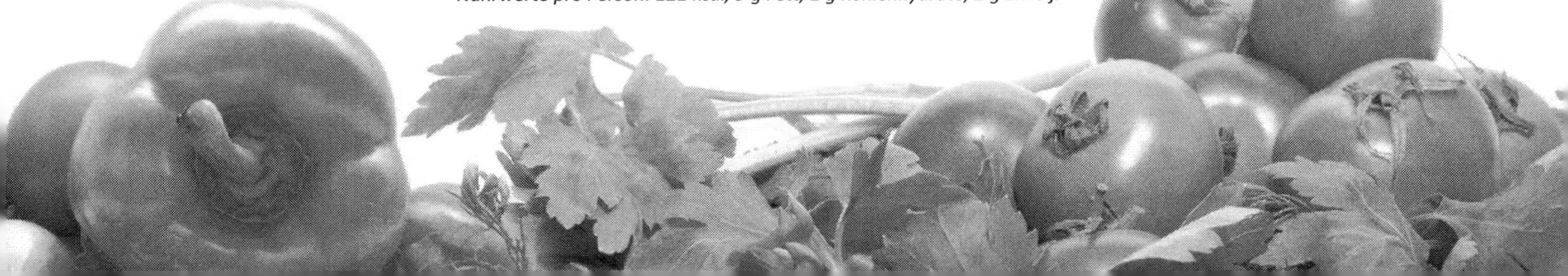

„Sushi" aus Süßkartoffeln mit Dip

Zutaten für zwei Portionen:

Für das Sushi:

3 große Süßkartoffeln ☆ 3 Nori-Algenblätter (alle Blätter in 4 Stücke teilen) ☆ 100 g Reismehl ☆ 1 Esslöffel Kartoffelstärke

1 Esslöffel Kokosöl ☆ 1 Teelöffel Meersalz ☆ 1 Teelöffel Zitronensaft von einer Bio-Zitrone

3 Esslöffel Mandelmus ☆ 1 Esslöffel frischer Koriander

Für den Dip:

100 ml Mandelmilch ☆ 100 g Mandelmus ☆ 1 Esslöffel Sojasoße ☆ 2 Esslöffel Zitronensaft von einer Bio-Zitrone

1 Prise Meersalz ☆ 1 Prise schwarzer Pfeffer ☆ 1 Esslöffel Koriander

Zubereitung:

Das Wasser in einem Topf zum Kochen bringen, Süßkartoffeln ungeschält für 25 Minuten kochen, abkühlen lassen, schälen und in einem Standmixer pürieren. Eine Schüssel bereitstellen, dass Reismehl, die Kartoffelstärke, die pürierten Süßkartoffeln, Mandelmus sowie Koriander zu einem Teig anrühren und zu einer Rolle formen. Die Rolle in 12 gleichgroße Stücke schneiden, immer ein Stück auf ein Nori-Blatt legen und aufrollen. Das Kokosöl in einer Pfanne erhitzen und das „Sushi" bei mittlerer Hitze braten.

Die Zutaten für den Dip in einer Schüssel vermengen und zusammen mit dem „Sushi" servieren.

Nährwerte pro Portion: 492 kcal, 13 g Fett, 81 g Kohlenhydrate, 10 g Eiweiß

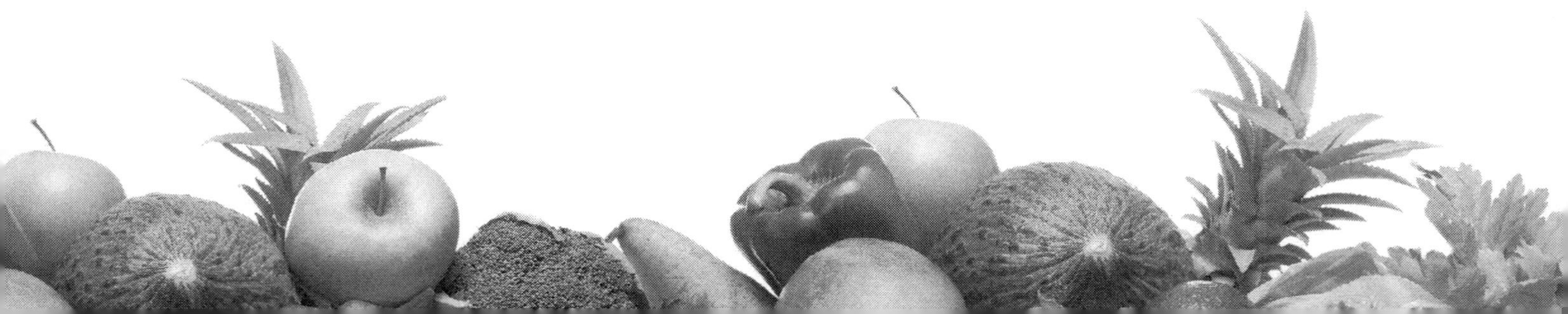

Würziges Knoblauchgebäck

Zutaten für 27 Stück:

370 g Dinkel-Vollkornmehl ☆ 200 ml Mandelmilch ☆ 80 g vegane Margarine in Würfel geschnitten ☆ ½ Teelöffel Natron
2 große, fein gehackte Knoblauchzehen ☆ 1 Esslöffel Knoblauchpulver ☆ 1 Esslöffel Zitronensaft von einer Bio-Zitrone
2 Esslöffel fein gehackter Schnittlauch ☆ 1 Teelöffel Meersalz

Zubereitung:

Mandelmilch und Zitronensaft in einer Schüssel vermischen und 30 Minuten ziehen lassen. Währenddessen das Mehl mit dem Knoblauchpulver, dem Natron, Schnittlauch und dem Salz in einer Schüssel vermengen, die Margarine dazugeben und den Teig zu einer Masse kneten.
Ein Backblech mit Backpapier auslegen und den Ofen auf 230 Grad Ober-/Unterhitze vorheizen.
Die Mandelmilch zu dem Teig geben und gut verrühren.
Den Teig auf der Arbeitsfläche ausrollen und Kreise ausstechen, die etwa einen Durchmesser von 7 bis 8 cm haben. Den ausgestochenen Teig auf das Blech legen und etwa 10 Minuten im Ofen backen. Vor dem Servieren abkühlen lassen.

Nährwerte pro Stück: 70 kcal, 3 g Fett, 10 g Kohlenhydrate, 2 g Eiweiß

Pastinaken & Möhren aus dem Ofen

Zutaten für vier Portionen:

5 Pastinaken in Stifte geschnitten ☆ 3 große Möhren in Stifte geschnitten ☆ 3 Esslöffel Knoblauchöl ☆ 3 Esslöffel frische Rosmarin
5 Esslöffel Yacon-Sirup ☆ Je ein Prise Cayennepfeffer und Meersalz

Zubereitung:

Zuerst den Backofen auf 190 Grad Umluft vorheizen und ein Blech mit Backpapier bereitstellen. Die Möhren und Pastinaken darauf verteilen, salzen, mit Rosmarin bestreuen und mit Knoblauchöl beträufeln. Das Gemüse ca. 30 Minuten im Ofen backen. Währenddessen den Yacon-Sirup mit Cayennepfeffer in einer Schüssel vermengen. Das Gemüse und den Dip zusammen servieren.

Nährwerte pro Portion: 266 kcal, 11 g Fett, 38 g Kohlenhydrate, 2 g Eiweiß

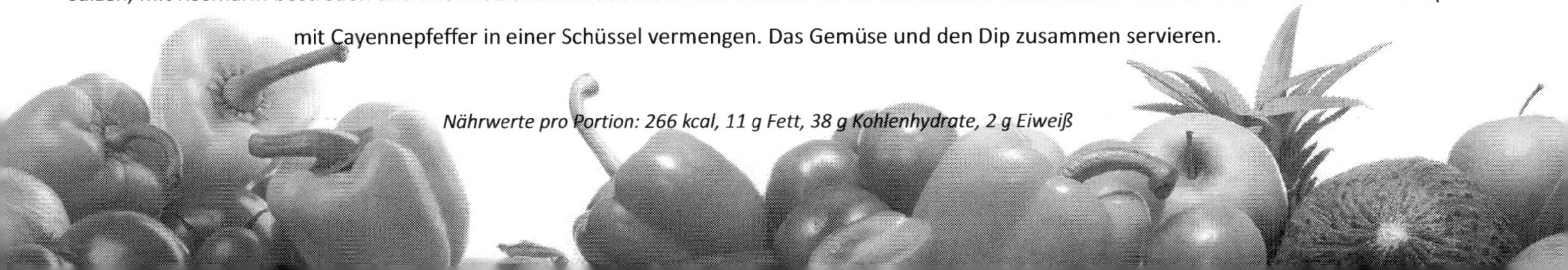

Gegrillte Zucchini mit Cashew-Soße

Zutaten für zwei Portionen:

2 große Zucchini in Scheiben geschnitten ☆ 6 Radieschen, geviertelt ☆ Kerne eines halben Granatapfels

5 Esslöffel Erdnussöl

Für die Cashew-Soße:

100 g Cashewkerne (ca. 4 Stunden einweichen lassen) ☆ 3 Esslöffel Sojasahne ☆ 3 Esslöffel Wasser

2 Esslöffel Edelhefelocken ☆ 2 Esslöffel Pistazien ☆ 2 Esslöffel Zitronensaft + 1 Teelöffel Abrieb einer Bio-Zitrone

2 Esslöffel fein gehackte Petersilie ☆ 1 Prise Muskatnuss

Zubereitung:

Die Pistazien ohne Öl in einer Pfanne rösten und zur Seite stellen. Nun eine Grillpfanne erhitzen und die Zucchinischeiben und Radieschen-Stücke in Erdnussöl tauchen. Das Gemüse etwa 5 Minuten von jeder Seite grillen.

In der Zwischenzeit die Soße zubereiten. Die Cashewkerne abgießen und mit Sojasahne und Wasser in einem Standmixer pürieren. Die Masse in eine Schüssel füllen und Edelhefeflocken, Muskat, Abrieb, Zitronensaft, Pistazien und Petersilie unterrühren. Bei Bedarf mit Salz und Pfeffer abschmecken. Das Gemüse auf einer Platte anrichten, mit Cashew-Soße beträufeln und mit Granatapfelkernen garnieren.

Nährwerte pro Portion: 624 kcal, 50 g Fett, 28 g Kohlenhydrate, 14 g Eiweiß

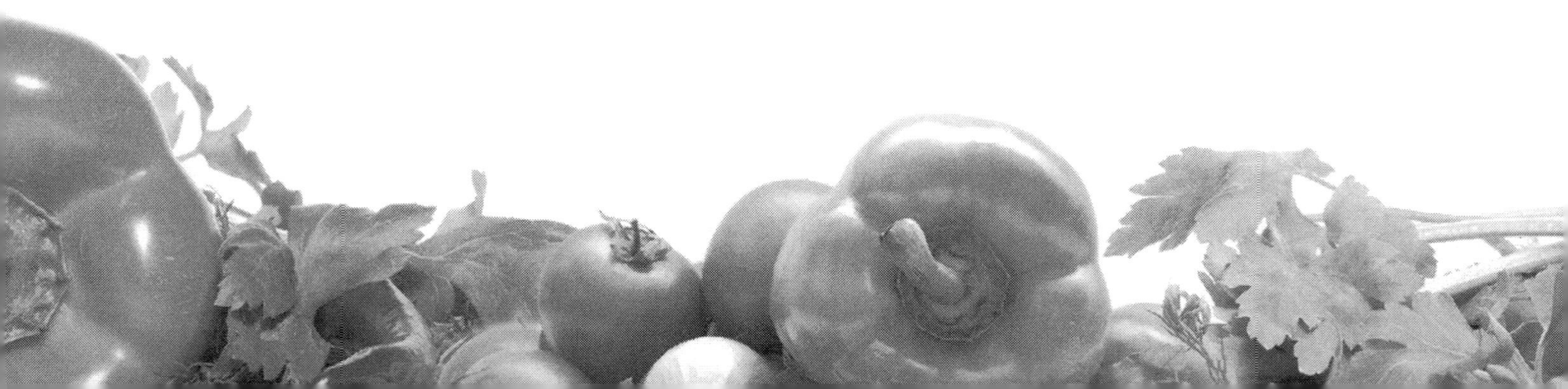

Gemüsekuchen mit „Frischkäse"

Zutaten für vier Personen:

2 Möhren in dünne Streifen geschnitten ☆ 2 gelbe Möhren in Streifen geschnitten ☆ 1 rohe Rote Bete in Scheiben geschnitten

2 Handvoll junger Salat ☆ 2 Esslöffel Radieschen-Sprossen ☆ 1 Esslöffel Zitronensaft von einer Bio-Zitrone ☆ 4 Esslöffel Olivenöl

Für den „Frischkäse":

150 g Mandeln (über Nacht einweichen lassen) ☆ 170 ml Wasser ☆ 50 ml Olivenöl ☆ 2 Esslöffel Zitronensaft von einer Bio-Zitrone

2 Esslöffel Flohsamenschalen ☆ 2 Esslöffel fein geriebener Meerrettich ☆ 4 Esslöffel Edelhefeflocken

1/2 Teelöffel Paprikapulver ☆ 3 Esslöffel fein gehackte Kräuter nach Wahl

Zubereitung:

Um den Gemüsekuchen vorzubereiten, muss man zuerst eine Kastenform mit Klarsichtfolie auslegen.

Für den „Frischkäse" die Mandeln abgießen und in einem Standmixer pürieren. Alle anderen Zutaten, bis auf die Kräuter und die Flohsamenschalen, hinzufügen und nochmals pürieren. Die Masse in eine Schüssel geben, die Kräuter und Flohsamenschalen unterrühren und bei Bedarf mit Salz und Pfeffer abschmecken.

Nun die Rote-Bete-Scheiben in der Kastenform gleichmäßig verteilen und mit Frischkäse bestreichen. Diesen Vorgang noch einmal wiederholen. Nun die Möhrenstreifen auf die Schicht legen und auch diese mit Frischkäse bestreichen. Das Ganze mit Klarsichtfolie abdecken und mindestens eine Stunde im Kühlschrank stehen lassen.

Aus dem Kühlschrank nehmen, auf einer Platte umdrehen, in Scheiben schneiden und die Platte mit Salat und Sprossen garnieren.

Nährwerte pro Portion: 506 kcal, 45 g Fett, 12 g Kohlenhydrate, 10 g Eiweiß

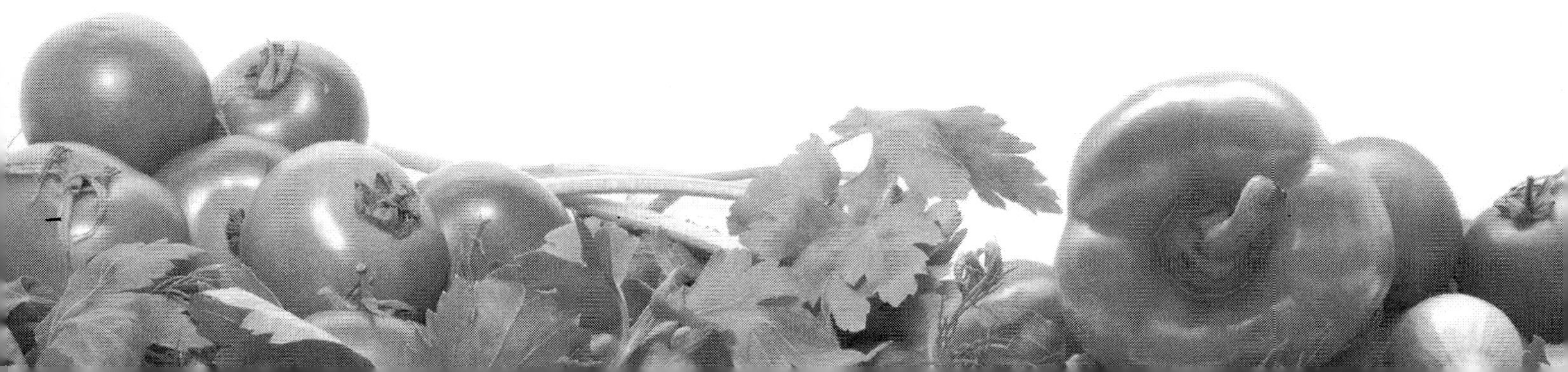

„Gemüsenuggets"

Zutaten für zwei Portionen:

150 g Blumenkohl-Röschen ☆ 1 kleine Zucchini in Stücke geschnitten ☆ 1 Möhre in Stücke geschnitten
1 Knollensellerie in grobe Stücke geschnitten ☆ 100 g Kichererbsen aus dem Glas ☆ 100 g Dinkel-Paniermehl ☆ 3 Esslöffel Leinsamen
60 ml Wasser ☆ 5 Esslöffel Kokosöl ☆ 2 Teelöffel Senf ☆ 1 Teelöffel Paprikapulver ☆ Je 1 Prise Muskatnuss, Meersalz und Pfeffer

Zubereitung:

Das Gemüse und die Kichererbsen in einem Standmixer pürieren und in eine Schüssel füllen. Danach die Leinsamen mit Wasser in den Mixer geben und in eine separate Schüssel geben. 80 g Paniermehl, Muskatnuss, Paprikapulver, Senf, Salz und Pfeffer dazugeben und gründlich verrühren. Nun die Gemüse-Masse unterrühren.

Die restlichen 20 g Paniermehl in einen Suppenteller füllen, Kokosöl in einer Pfanne erhitzen, die Nuggets formen und im Paniermehl wenden. Bei mittlerer Hitze von allen Seiten etwa 3 Minuten braten. Zum Abtropfen auf ein Küchenpapier legen.

Tipp: Die Nuggets mit einem leckeren Dip und einem Salat genießen

Nährwerte pro Portion: 686 kcal, 30 g Fett, 79 g Kohlenhydrate, 20 g Eiweiß

Reichhaltiger Proteinshake

Zutaten für zwei Portionen:

2 Handvoll Babyspinat ☆ 200 g grob zerkleinerte Ananas ☆ 2 grob zerkleinerte Datteln ☆ Saft 1 Limette ☆ 1 Esslöffel geriebene Kurkuma
300 ml Hafermilch ☆ 1 Esslöffel Vanillemark ☆ 1 Prise schwarzer Pfeffer

Zubereitung:

Alle Zutaten in einem Standmixer pürieren, auf zwei Gläser verteilen und gekühlt genießen.

Nährwerte pro Person: 132 kcal, 1 g Fett, 26 g Kohlenhydrate, 2 g Eiweiß

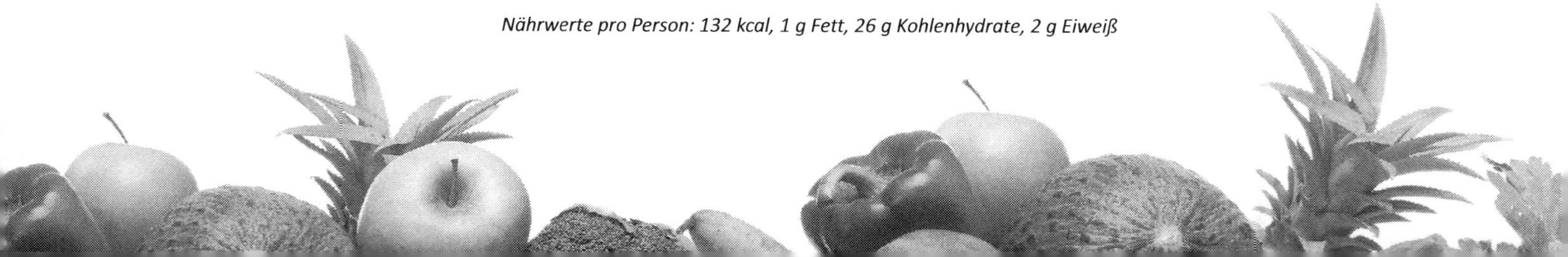

Gefüllte Champignons

Zutaten für vier Personen:

8 große Champignons, Stiele entfernen und diese klein würfeln ☆ 2 Staudensellerie fein gewürfelt

5 Esslöffel Sonnenblumenkerne ☆ 100 ml Sojasahne ☆ 3 Esslöffel vegane Margarine ☆ 1 Esslöffel Sojasoße

2 Esslöffel Wasser + 1 Esslöffel Kartoffelstärke miteinander vermengen ☆ 3 Esslöffel fein gehackter Schnittlauch ☆ Meersalz und Pfeffer

Zubereitung:

Zuerst den Ofen auf 180 Grad Umluft erhitzen, die Margarine in einem Topf erhitzen und die Champignonstile sowie die Sellerie etwa 4 Minuten anbraten. Die Sonnenblumenkerne mit rösten und das Ganze mit Sojasahne und Sojasoße ablöschen. Die Kartoffelstärke unterrühren, mit Salz und Pfeffer würzen und den Schnittlauch dazugeben. Nun die Champignonköpfe mit der Soße füllen und für 10 Minuten in den Backofen geben.

Nährwerte pro Portion: 272 kcal, 21 g Fett, 8 g Kohlenhydrate, 11 g Eiweiß

Gemüseplatte mit Erbsendip

Zutaten für zwei Portionen:

<u>Für die Gemüseplatte</u>

1 Bio-Salatgurke in Scheiben geschnitten ☆ 2 Möhren in Stifte geschnitten ☆ 1 rote Paprika in Stifte geschnitten

1 Stangensellerie in Stifte geschnitten ☆ 1 Kohlrabi in Würfel geschnitten ☆ 1 Handvoll Kirschtomaten

2 Handvoll Feldsalat ☆ 4 Radieschen in Stifte geschnitten

<u>Für den Dip:</u>

50 g Tiefkühlerbsen ☆ 1 Avocado ☆ 2 Fleischtomaten in Würfel geschnitten ☆ 1 Teelöffel Paprikapulver

3 Esslöffel Olivenöl ☆ 1 Esslöffel Zitronensaft von einer Bio-Zitrone ☆ 2 Esslöffel fein gehackte Petersilie ☆ Meersalz und Pfeffer

Zubereitung:

Alle Zutaten für den Dip in eine Schüssel füllen und mit dem Stabmixer pürieren. Die Gemüse-Stifte auf einer Platte anrichten und zusammen mit dem Dip servieren.

Nährwerte pro Portion: 474 kcal, 35 g Fett, 21 g Kohlenhydrate, 10 g Eiweiß

Herzhafte Süßkartoffelbrötchen

Zutaten für 6 Brötchen:

1 große Süßkartoffel fein gerieben ☆ 1 mehligkochende Kartoffel fein gerieben ☆ 200 g Kastanienmehl

100 ml Mandelmilch ☆ 2 Teelöffel Johannisbrotkernmehl ☆ 1 Teelöffel Meersalz ☆ 1 Teelöffel Schwarzkümmel

Zubereitung:

Den Backofen auf 200 Grad Umluft vorheizen und ein Backblech mit Backpapier auslegen. Eine Schüssel bereitstellen und das Kastanienmehl mit dem Meersalz, dem Johannisbrotkernmehl und der Mandelmilch darin vermengen. Die Kartoffeln und Süßkartoffeln unterheben und zu einem lockeren Teig verrühren. Kleine Brötchen formen, im Schwarzkümmel wenden und für 20 Minuten im Ofen backen.

Nährwerte pro Stück: 125 kcal, 3 g Fett, 17 g Kohlenhydrate, 4 g Eiweiß

„Fischstäbchen" aus Gemüse

Zutaten für 8 Stück:

2 große Kartoffeln in Würfel geschnitten ☆ 1 Staudensellerie in Würfel geschnitten

1 rote Paprika in winzige Stücke geschnitten ☆ 50 g Tiefkühlerbsen ☆ Bund fein gehackte Petersilie ☆ 100 ml Gemüsebrühe

Je ½ Teelöffel Muskatnuss, Meersalz, Kurkuma und Senf ☆ 5 Esslöffel glutenfreie, gemahlene Haferflocken

3 Esslöffel Rapsöl ☆ 2 Esslöffel Dinkel-Paniermehl

Zubereitung:

Die Kartoffeln und das Gemüse mit der Gemüsebrühe in einem Topf etwa 20 Minuten kochen, abkühlen lassen und grob zerstampfen. Paniermehl dazugeben und die Masse verkneten. Rechteckige „Fischstäbchen" aus der Masse formen, Öl in einer Pfanne erhitzen und die Stäbchen von beiden Seiten knusprig braun braten.

Tipp: Schmeckt am besten mit selbst gemachten zuckerfreien Ketchup. Das Rezept dazu finden Sie im Kapitel „Dips und Brotaufstriche".

Nährwerte pro Stück: 94 kcal, 4 g Fett, 10 g Kohlenhydrate, 2 g Eiweiß

Hauptmahlzeiten

Egal, ob Sie lieber herzhafte Hausmannskost, italienisches, orientalisches oder asiatisches Essen mögen, hier finden Sie die unterschiedlichsten Hauptmahlzeiten. Es ist für jeden Geschmack etwas dabei.

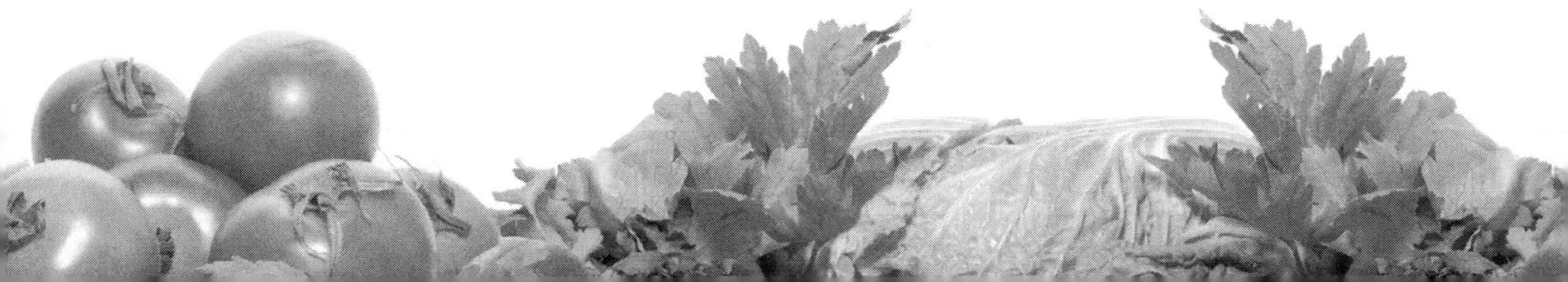

Paniertes Kartoffelschnitzel mit Gemüse und nussiger Soße

Zutaten für zwei Portionen:

2 große Kartoffeln, längs geschnitten, in ca. 8 mm dicke Scheiben ☆ Je 250 g Blumenkohl- und Brokkoli-Röschen ☆ 2 Esslöffel Erdnussöl

Für die Panade:

100 g Vollkornmehl ☆ 80 g Bio-Mais-Cornflakes (ungesüßt) ☆ 100 ml Gemüsebrühe

Für die Soße:

Je ein Esslöffel geröstete Walnüsse und Cashewkerne ☆ 200 ml Gemüsebrühe
Je ein Esslöffel Erdnussöl, Zitronensaat, Yacon-Sirup und Edelhefeflocken

Zubereitung:

Gesalzenes Wasser in einem Topf zum Kochen bringen und die Kartoffelscheiben für 15 Minuten weich kochen. Diese in einem Sieb abgießen und auf einem Stück Küchenrolle legen. Noch einmal Wasser in den Topf gießen, zum Kochen bringen und den Ofen auf 160 Grad Umluft vorheizen.

Drei Schüsseln bereitstellen, um die Panade herzurichten. In eine Schüssel 40 g Mehl füllen, in die zweite 60 g Mehl und die Gemüsebrühe. In die letzte Schüssel die Cornflakes geben.

Erdnussöl in einer Pfanne erhitzen, die Kartoffelscheiben nach und nach in den drei Schüsseln wenden und diese in der Pfanne bei mittlerer Hitze braten, solange, bis sie goldbraun sind. Auf einem Küchenpapier abtropfen lassen.

Nun die Pfanne für die Soße verwenden. Walnüsse und Cashewkerne mit der Gemüsebrühe in einen Standmixer geben und sämig mixen. Mit Erdnussöl die gemixte Soße in der Pfanne kochen und mit Zitronensaft und Yacon-Sirup abschmecken. Bei Bedarf mit Salz und Pfeffer würzen.

Damit die Kartoffeln warm bleiben, diese in den vorgeheizten Ofen schieben, während das Gemüse vorbereitet wird.

Den Brokkoli und den Blumenkohl in das kochende Wasser geben und etwa 5 bis 7 Minuten köcheln lassen. Die Kartoffelschnitzel und das Gemüse auf einem Teller anrichten und mit Soße beträufeln.

Nährwerte pro Portion: 786 kcal, 28 g Fett, 107 g Kohlenhydrate, 24 g Eiweiß

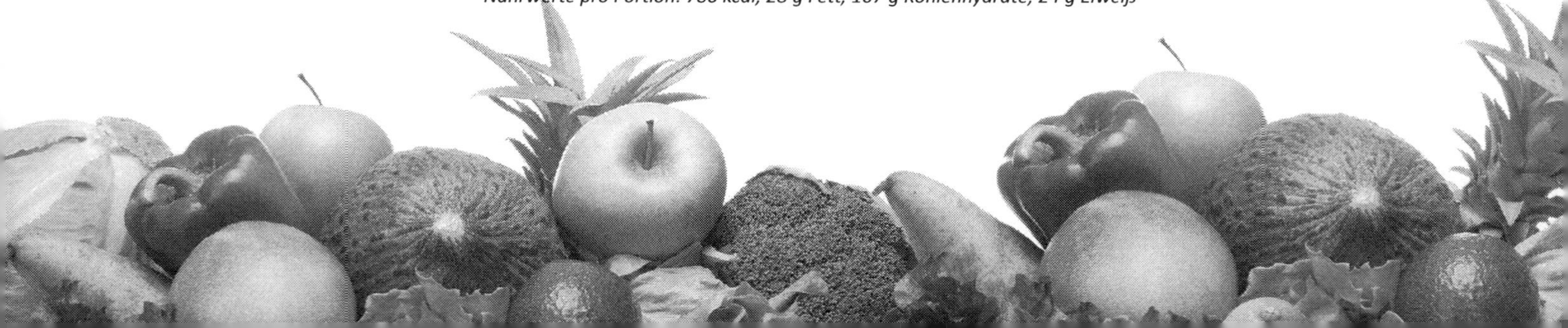

Pilz-Ragout mit orientalischem Dinkelvollkorn-Couscous

Zutaten für zwei Portionen:

120 g Dinkelvollkorn-Couscous ☆ 300 g gemischte Pilze (Shiitake, Kräuterseitlinge, Champignons etc.) ☆ 400 ml Wasser
250 ml Gemüsebrühe ☆ 100 ml Kokosmilch ☆ 4 Esslöffel Erdnussöl ☆ 1 Teelöffel Olivenöl ☆ 40 g Cashew-Mus
1 Esslöffel Tamari ☆ 2 klein gehackte Knoblauchzehen ☆ Eine grüne gehackte Chilischote ☆ Stange Zitronengras
1 Kaffir-Limettenblatt ☆ 1 Teelöffel gehackter Ingwer ☆ Je 1/2 Teelöffel Garam Masala, Kurkumapulver, Kreuzkümmel, Kardamompulver
Je eine Prise Zimt, Nelken und Muskatnusspulver

Für den Pak Choi:

2 halbierte Pak Choi ☆ 100 ml Wasser ☆ Je 2 Esslöffel Erdnussöl und Tamari

Zubereitung:

Zuerst den Couscous vorbereiten. Dafür 1 Teelöffel Erdnussöl in einem Topf erhitzen und den Knoblauch leicht anbraten. Danach mit Gemüsebrühe ablöschen und mit Garam Masala und Kurkuma würzen.

Die Zutaten zusammen mit dem Zitronengras und dem Kaffir-Limettenblatt etwa 15 Minuten kochen. Nun das Zitronengras und das Kaffir-Limettenblatt entfernen und 3 Esslöffel Erdnussöl in einer Pfanne erhitzen sowie die Pilze mit dem Ingwer scharf anbraten. Auch die Pilze mit Gemüsebrühe ablöschen und mit Chili und Kreuzkümmel würzen. Dazu die Kokosmilch, Tamari, Kardamom, Zimt, Nelken sowie Muskat geben und für 10 Minuten köcheln lassen. Das Cashew-Mus unterrühren.

Eine weitere Pfanne für den Pak Choi erhitzen und diesen mit Erdnussöl für etwa 5 Minuten von beiden Seiten braten. Diesen mit Wasser und Tamari ablöschen und einen Deckel auf die Pfanne legen. Danach den Couscous in eine Schüssel füllen und mit der gekochten Gemüsebrühe aus Gewürzen übergießen. Diesen 10 Minuten quellen lassen. Den Couscous mit dem Pilz-Ragout und dem Pak Choi servieren.

Nährwerte pro Portion: 636 kcal, 46 g Fett, 37 g Kohlenhydrate, 12 g Eiweiß

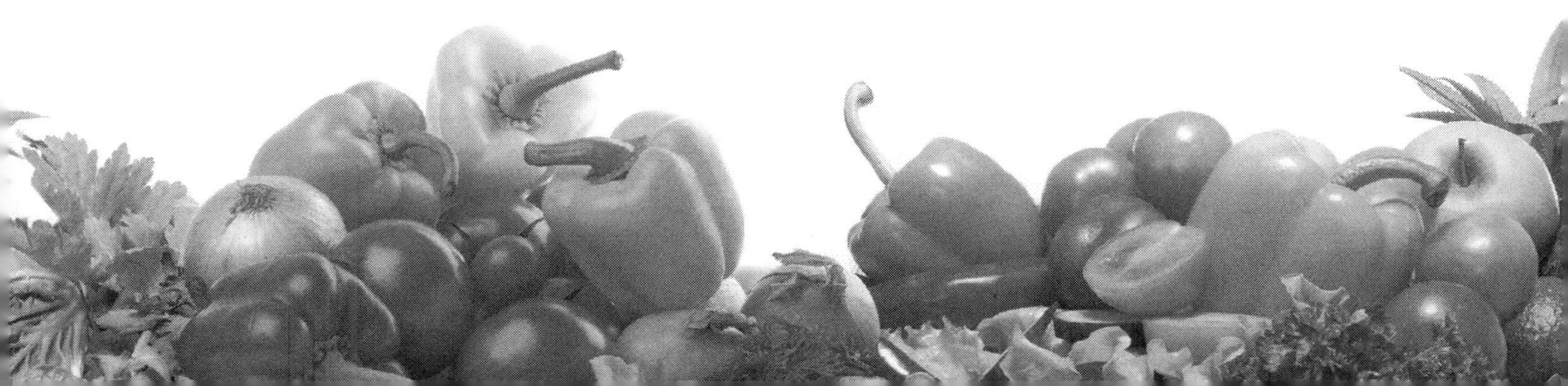

Vollkornbandnudeln mit Gemüse und Nuss-Parmesan

Zutaten für zwei Portionen:

200 Gramm Vollkorn-Pappardelle ☆ 200 Gramm fein gehackter Spinat ☆ 1 Zucchini in Scheiben geschnitten

100 Gramm getrocknete Tomaten, klein geschnitten ☆ Saft und Abrieb einer halben Bio-Zitrone ☆ 3 Esslöffel Olivenöl

3 Esslöffel frische Kräuter, wie Oregano, Basilikum oder Petersilie

Für den Nuss-Parmesan:

Je 1 Esslöffel Pinienkerne und Paranüsse ☆ 1 Teelöffel Edelhefeflocken

Zubereitung:

Topf mit gesalzenem Wasser zum Kochen bringen und die Pappardelle kochen, bis diese al dente sind.

Während die Nudeln kochen, eine Pfanne mit Olivenöl erhitzen und die Zucchini braten. Mit Salz und Pfeffer abschmecken sowie die getrockneten Tomaten in die Pfanne geben.

Alle Zutaten für den Parmesan in einen Mixer geben und mit einer Prise Salz pürieren. Die Nudeln abgießen und ein wenig von dem Nudelwasser aufheben. Nun den Spinat mit in die Pfanne geben und leicht andünsten. Danach die Pappardelle, den Zitronensaft, den Abrieb sowie die Kräuter hinzufügen und gründlich vermengen. Das Gericht direkt servieren und mit dem Nuss-Parmesan bestreuen.

Nährwerte pro Portion: 600 kcal, 25 g Fett, 71 g Kohlenhydrate, 22 g Eiweiß

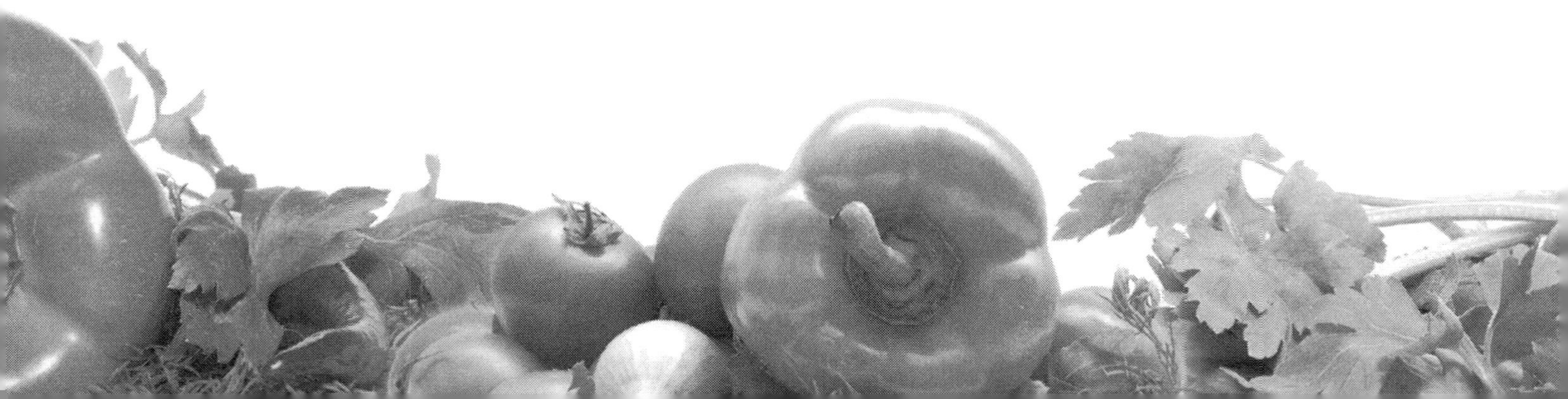

Grünes Thai-Curry

Zutaten für zwei Portionen:

200 g Vollkorn-Basmatireis ☆ 2 Handvoll Okra-Schoten, halbiert ☆ 2 Handvoll Kräuterseitlinge, geviertelt

1 Aubergine in kleine Würfel geschnitten ☆ 100 g Tempeh in Würfel geschnitten ☆ 4 eingelegte Maiskolben aus dem Glas

500 ml Wasser für den Reis + 300 ml Wasser für das Gemüse ☆ 200 ml Kokosmilch ☆ Limettensaft von einer Bio-Limette

3 Esslöffel Erdnussöl ☆ 3 Esslöffel Sojasoße ☆ 2 klein gehackte grüne Chilischoten ☆ Je 1 Teelöffel geriebener Ingwer und Kurkuma

3 Esslöffel fein gehackter Koriander

Zubereitung:

Den Reis bei geringer Hitze etwa 30 Minuten köcheln lassen und in der Zwischenzeit das Gemüse vorbereiten. Erdnussöl in einer Pfanne erhitzen und den Tempeh mit dem Gemüse und den Kräuterseitlingen anbraten. Mit dem Wasser ablöschen und die Gewürze und Kräuter unterrühren. Das Ganze etwa 10 Minuten köcheln lassen und die Kokosmilch und den Limettensaft mit einrühren.

Das Thai-Curry zusammen mit dem Reis servieren.

Nährwerte pro Portion: 499 kcal, 22 g Fett, 55 g Kohlenhydrate, 20 g Eiweiß

Zucchini-Spaghetti nach Carbonara-Art

Zutaten für zwei Portionen:

4 große Zucchini mit einem Spiralschneider in Spaghetti-Form schneiden ☆ 200 g Räuchertofu in Würfel geschnitten

1 rote Zwiebel in feine Würfel geschnitten ☆ 1 fein gehackte Knoblauchzehe ☆ 250 ml Gemüsebrühe

5 Esslöffel weißes Mandelmus ☆ 3 Esslöffel Olivenöl ☆ 1 Esslöffel Zitronensaft von einer Bio-Zitrone

Je 1 Prise Muskatnuss, Meersalz und Pfeffer ☆ 2 Esslöffel fein gehackte Petersilie

Zubereitung:

Olivenöl in einer Pfanne erhitzen, die Zwiebeln, den Knoblauch und den Räuchertofu scharf anbraten. Mit der Gemüsebrühe ablöschen, mit Muskatnuss, Meersalz und Pfeffer würzen. Nun das Mandelmus unterrühren und das Ganze 5 Minuten bei geringer Hitze köcheln lassen. Nun die Zucchini-Spaghetti, den Zitronensaft und die Petersilie in die Pfanne geben und 2 weitere Minuten köcheln lassen.

Auf 2 Tellern anrichten und direkt servieren. *Nährwerte pro Portion: 702 kcal, 56 g Fett, 22 g Kohlenhydrate, 29 g Eiwei*

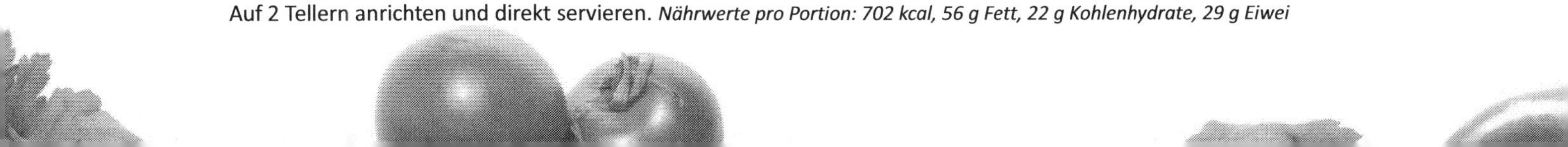

Gemüsepizza

Zutaten für zwei Portionen:

Für den Boden:

900 g Blumenkohl-Röschen ☆ 200 g Kichererbsen-Mehl ☆ 1 Teelöffel Meersalz.

Für die Soße:

2 große Fleischtomaten in Würfel geschnitten ☆ 2 Esslöffel Tomatenmark ☆ 1 fein gepresste Knoblauchzehe ☆ 1 Zweig Thymian

Für den Belag:

200 g Brokkoli-Röschen ☆ 100 g Champignons in Scheiben geschnitten ☆ 5 Esslöffel Mais aus dem Glas ☆ 2 Esslöffel Olivenöl

Zubereitung:

Den Backofen auf 200 Grad Umluft vorheizen und ein Backblech mit Backpapier auslegen.

Die Blumenkohl-Röschen in einem Standmixer sämig pürieren und die Blumenkohl-Masse in einer Schüssel mit dem Kichererbsen-Mehl und dem Meersalz vermengen. Die Masse zu einem Teig verkneten und zu etwa 6 kleinen Mini-Pizzen ausstechen. Diese für 15 Minuten im Ofen backen.

Währenddessen die Soße zubereiten. Alle Zutaten dafür mit einem Pürierstab fein pürieren und die Soße auf den Pizzaboden geben. Mit dem Gemüse belegen, nochmals für etwa 10 Minuten in den Ofen schieben und die Pizza mit Olivenöl beträufeln.

Nährwerte pro Portion: 720 kcal, 34 g Fett, 57 g Kohlenhydrate, 39 g Eiweiß

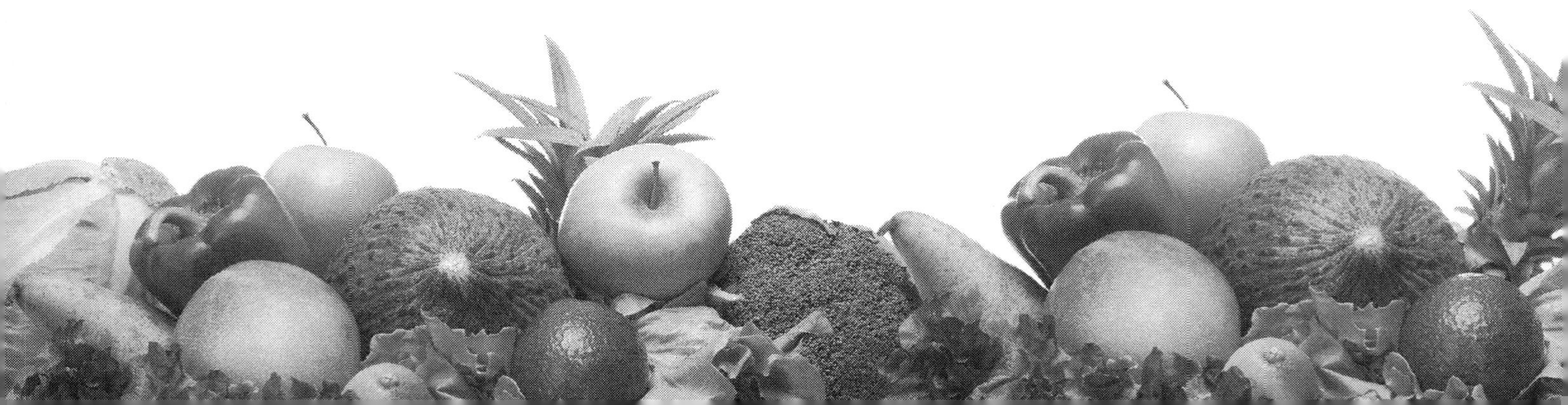

Pilz-Ragout mit Gnocchi

Zutaten für zwei Portionen:

Für die Gnocchi:

4 mehligkochende Kartoffeln, geschält und in grobe Stücke geschnitten ☆ 100 g Dinkel-Vollkornmehl

80 ml Hafersahne ☆ 3 Esslöffel Olivenöl ☆ 1 Prise Muskatnuss

Für das Ragout:

Je 50 g Pfifferlinge, Kräuterseitlinge und Champignons in Scheiben geschnitten ☆ 50 ml Gemüsebrühe

200 g halbierte Kirschtomaten ☆ 2 Handvoll Rucola ☆ 2 fein gepresste Knoblauchzehen ☆ Je 2 Esslöffel Thymian und Rosmarin

3 Esslöffel Olivenöl ☆ Meersalz und Pfeffer

Zubereitung:

Gesalzenes Wasser in einem Topf zum Kochen bringen und die Kartoffeln 15 Minuten weichkochen. Diese abkühlen lassen, in eine Schüssel füllen und zusammen mit dem Dinkel-Vollkornmehl, der Hafersahne, Olivenöl und Muskatnuss gut vermengen. Bei Bedarf mit Salz und Pfeffer würzen.

Nochmals gesalzenes Wasser in einem Topf zum Kochen bringen, die Kartoffelmasse zu Gnocchi formen und in das Wasser geben. Diese 5 Minuten köcheln lassen und mit einem Schaumlöffel herausnehmen.

Olivenöl in einer Pfanne erhitzen und die Gnocchi nochmal von beiden Seiten knusprig anbraten.

Für das Pilz-Ragout Olivenöl in einer Pfanne erhitzen, den Knoblauch, die Kräuter, die Pilze und die Kirschtomaten anbraten und mit Gemüsebrühe ablöschen. Mit Salz und Pfeffer abschmecken.

Den Rucola auf 2 Teller verteilen, die Gnocchi drauflegen und mit dem Ragout servieren.

Nährwerte pro Portion: 766 kcal, 39 g Fett, 86 g Kohlenhydrate, 20 g Eiweiß

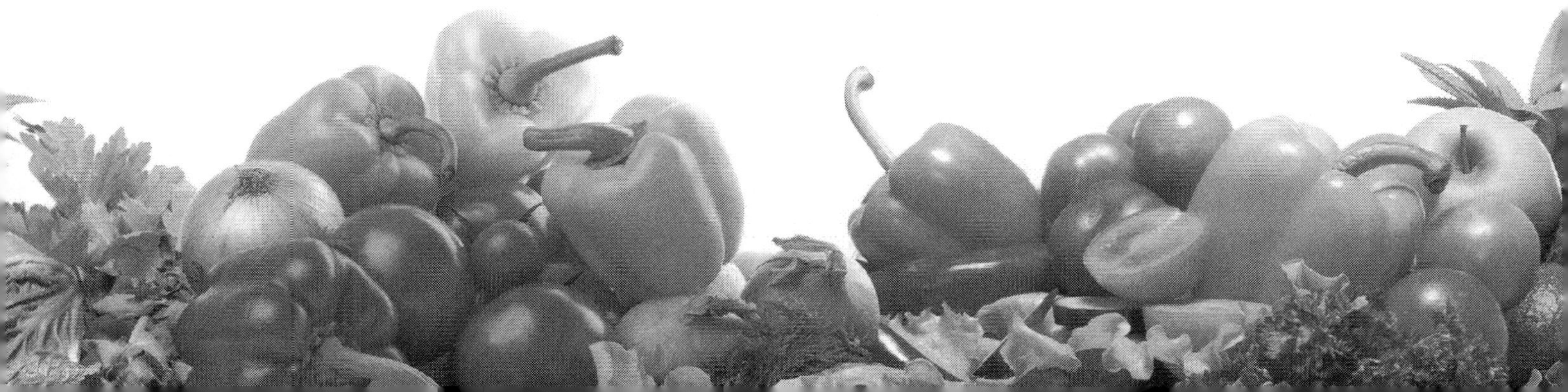

Warmer Kartoffelsalat mit Sauerkraut

Zutaten für zwei Portionen:

6 große, festkochende Kartoffeln, geschält und in grobe Scheiben geschnitten ☆ 150 g gekochtes Sauerkraut

200 g Räuchertofu in Würfel geschnitten ☆ 2 Frühlingszwiebeln in Ringe geschnitten ☆ 100 g vegane Mayonnaise

1 Teelöffel Senf ☆ 100 ml Gemüsebrühe ☆ 1 Esslöffel Olivenöl ☆ Je 1 Prise Kümmel, Meersalz und Pfeffer

Zubereitung:

Gesalzenes Wasser in einem Topf zum Kochen bringen, die Kartoffeln für 20 Minuten weichkochen und die Kartoffelscheiben anschließend in eine Salatschüssel füllen. Gemüsebrühe darüber gießen und 5 Minuten ziehen lassen. Währenddessen Öl in einer Pfanne erhitzen und die Tofu-Würfel 3 Minuten anbraten.

Nun das Sauerkraut, die Frühlingszwiebel, die Mayonnaise, Senf und Kümmel mit den Kartoffeln vermengen. Bei Bedarf mit Salz und Pfeffer abschmecken. Das Gericht auf 2 Teller verteilen, mit Tofu-Würfeln garnieren und sofort genießen.

Nährwerte pro Portion: 655 kcal, 47 g Fett, 47 g Kohlenhydrate, 10 g Eiweiß

Kartoffel-Lauch-Auflauf

Zutaten für zwei Portionen:

5 große, festkochende Kartoffeln, geschält und in feine Scheiben geschnitten ☆ 2 Lauchstangen in Scheiben geschnitten

2 Esslöffel geröstete Mandelkerne

<u>Für die Sahne-Soße:</u>

300 ml Mandelsahne ☆ 100 ml Gemüsebrühe ☆ Je 2 Esslöffel Olivenöl und Mandelmus

1 Teelöffel süßes Paprikapulver ☆ Je 1 Prise Muskatnuss, Meersalz und Pfeffer

Zubereitung:

Den Backofen auf 170 Grad Umluft vorheizen und eine Auflaufform mit Olivenöl bestreichen.

Die Zutaten für die Soße in einer Schüssel vermengen, die Kartoffeln und den Lauch in der Auflaufform verteilen und die Soße darüber gießen.

Den Auflauf für 30 Minuten im Ofen backen, herausnehmen und mit Mandelkernen garnieren.

Nährwerte pro Portion: 781 kcal, 49 g Fett, 61 g Kohlenhydrate, 17 g Eiweiß

Kürbispfanne mit Pilzen

Zutaten für zwei Portionen:

1 mittelgroßer Hokkaido-Kürbis in kleine Würfel geschnitten ☆ 200 g Pilze nach Wahl in Scheiben geschnitten

4 Esslöffel Erdnussöl ☆ 1 Esslöffel Sojasoße ☆ 5 Esslöffel gemischte Kräuter, wie Petersilie, Salbei, Thymian ☆ Meersalz und Pfeffer

Zubereitung:

Zuerst das Erdnussöl in einer Pfanne erhitzen und abwechselnd die Pilze und dann die Kürbiswürfel scharf anbraten, mit Salz und Pfeffer würzen. Beides in der Pfanne vermischen und mit Sojasoße und Kräutern vermengen.

Nährwerte pro Portion: 691 kcal, 61 g Fett, 16 g Kohlenhydrate, 12 g Eiweiß

Kartoffel-Spaghetti mit Chili

Zutaten für zwei Portionen:

7 große, festkochende Kartoffeln, geschält und mit Spiralschneider in Spaghetti-Form gedreht

2 große Möhren, geschält und in feine Streifen geschnitten ☆ 2 rote Chilischoten in dünne Ringe geschnitten

3 Esslöffel Erdnussöl ☆ 50 ml Gemüsebrühe ☆ 2 Esslöffel grob gehackter Rosmarin ☆ Meersalz und Pfeffer

Zubereitung:

Die Kartoffel-Spaghetti in eine Schüssel mit kaltem Wasser füllen und abgießen, damit die Stärke ausgewaschen wird.

Erdnussöl in einer Pfanne erhitzen und die Kartoffel-Spaghetti scharf anbraten, die Möhren und den Chili hinzugeben und das Ganze für 10 Minuten bei mittlerer Hitze braten. Mit Gemüsebrühe ablöschen, mit Meersalz und Pfeffer abschmecken, auf 2 Teller anrichten und mit Rosmarin garnieren.

Nährwerte pro Portion: 547 kcal, 21 g Fett, 73 g Kohlenhydrate, 13 g Eiweiß

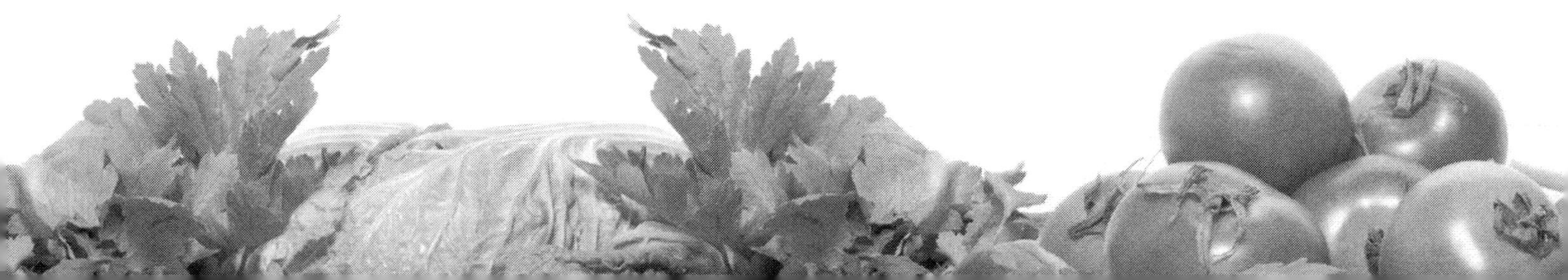

Ofenkartoffeln mit Kürbisfüllung

Zutaten für zwei Portionen:

4 große Kartoffeln ☆ 1 mittelgroßer Hokkaido-Kürbis ☆ 1 Stange Lauch in kleine Stücke gehackt

Je 1 Esslöffel grob gehackte Walnuss- und Haselnusskerne ☆ 4 Esslöffel Erdnussöl ☆ 2 Esslöffel vegane Margarine

2 Esslöffel Mandelmus ☆ Je 1 Teelöffel Kümmel, Paprikapulver und Muskatnuss ☆ Meersalz und Pfeffer

Zubereitung:

Ein Backblech mit Backpapier belegen und den Ofen auf 180 Grad Umluft vorheizen. Die Kartoffeln mit Erdnussöl beträufeln, salzen, in Alufolie wickeln und für 50 Minuten im Ofen backen.

Währenddessen die Füllung vorbereiten. Die vegane Margarine in einer Pfanne erhitzen, den Kürbis und den Lauch etwa 5 Minuten anbraten, die Gewürze dazugeben und das Mandelmus unterrühren.

Die Kartoffeln aus dem Ofen holen, aus der Alufolie nehmen, längs aufschneiden und mit der Kürbismasse befüllen.

Auf zwei Teller anrichten und mit den Walnusskernen und Haselnusskernen garnieren.

Nährwerte pro Portion: 544 kcal, 28 g Fett, 57 g Kohlenhydrate, 11 g Eiweiß

Kokos-Fenchel-Curry

Zutaten für zwei Portionen:

5 mittelgroße, festkochende Kartoffeln in kleine Würfel geschnitten ☆ 1 große Fenchelknolle in kleine Spalten geschnitten

1 Möhre in Würfel geschnitten ☆ 1 rote Zwiebel in Streifen geschnitten ☆ 2 Esslöffel Zitronensaft von einer Bio-Zitrone

300 ml Gemüsebrühe ☆ 100 ml Kokosmilch2 Esslöffel Kokosöl ☆ Je 1 Teelöffel Garam Masala, Kurkuma und Kreuzkümmel

2 Teelöffel gemahlene Fenchelsamen ☆ 2 Esslöffel fein gehackter Koriander ☆ Meersalz und Pfeffer

Zubereitung:

Das Kokosöl in einer Pfanne erhitzen und die Zwiebeln, Möhren, den Fenchel sowie die Kartoffeln etwa 2 Minuten leicht anbraten und mit Gemüsebrühe ablöschen. Die Gewürze und die Fenchelsamen hinzufügen und 15 Minuten köcheln lassen. Die Kokosmilch und den Zitronensaft unterrühren, auf 2 Teller verteilen und mit Koriander garnieren.

Zubereitung: 390 kcal, 9 g Fett, 62 g Kohlenhydrate, 14 g Eiweiß

Blumenkohl-Braten

Zutaten für zwei Personen:

1 Blumenkohl in der Hälfte geteilt ☆ 50 g Margarine ☆ 100 ml ungesüßte Mandelmilch

5 Esslöffel grob gehackte Mandelkerne ☆ 1 Teelöffel Muskatnuss ☆ Meersalz und Pfeffer

Zubereitung:

Den Backofen auf 180 Grad Ober- und Unterhitze vorheizen und eine Auflaufform bereitstellen.

Gesalzenes Wasser in einem großen Topf zum Kochen bringen und die Blumenkohlhälften etwa 8 Minuten kochen. Die Hälften herausholen und in die Auflaufform legen.

Die Margarine in einem Topf schmelzen, die Mandelmilch und die Mandelkerne hinzufügen, bis eine cremige Soße entsteht. Diese über den Blumenkohl geben.

Die Auflaufform in den Ofen stellen und etwa 10 Minuten backen.

Nährwerte pro Portion: 259 kcal, 12 g Fett, 29 g Kohlenhydrate, 7 g Eiweiß

Vollkornpenne mit Tomatensoße

Zutaten für zwei Portionen:

200 g Vollkornpenne ☆ 2 Fleischtomaten in Würfel geschnitten ☆ 1 Zucchini halbiert und in Scheiben geschnitten

1 rote Zwiebel in Streifen geschnitten ☆ 1 fein gepresste Knoblauchzehe ☆ 100 ml Olivenöl ☆ 3 Esslöffel Tomatenmark

2 Esslöffel fein gehackter Oregano ☆ Meersalz und Pfeffer

Zubereitung:

Gesalzenes Wasser in einem Topf zum Kochen bringen und die Penne kochen, bis diese al dente sind.

In der Zwischenzeit das Olivenöl in einer Pfanne erhitzen, die Zwiebeln und die Zucchini scharf anbraten, Knoblauch und Tomatenmark hinzugeben. Das Ganze etwa 2 Minuten köcheln lassen und die Tomaten-Würfel in die Pfanne geben. Mit einem Pürierstab grob pürieren und gut vermengen. Mit Salz und Pfeffer abschmecken, die Penne mit der Tomatensoße auf 2 Teller verteilen und mit Oregano garnieren.

Nährwerte pro Portion: 1020 kcal, 67 g Fett, 80 g Kohlenhydrate, 21 g Eiweiß

Spinat-Pancakes mit Champignonsoße

Zutaten für zwei Personen:

Für die Pancakes:

300 g aufgetauter Tiefkühlspinat ☆ 300 ml Hafermilch ☆ 180 g Dinkel-Vollkornmehl ☆ 1 Teelöffel Backpulver ☆ 3 Esslöffel Olivenöl

Für die Soße:

50 g Champignons in Scheiben geschnitten ☆ 100 ml Hafersahne ☆ 50 ml Gemüsebrühe

1 Esslöffel Margarine ☆ 2 Prisen Muskatnuss ☆ Meersalz und Pfeffer

Zubereitung:

Den Spinat gut ausdrücken und diesen mit der Hafermilch fein pürieren. Die Spinat-Masse in einer Schüssel mit Mehl und Backpulver zu einem Teig anrühren.

Das Olivenöl in einer Pfanne erhitzen, etwa 10 Mini-Pancakes backen und auf einem Küchenpapier abtropfen lassen. Den Backofen auf 180 Grad Umluft vorheizen.

Nun die Pfanne mit Margarine noch einmal erhitzen und die Champignons 5 Minuten anbraten. Mit der Gemüsebrühe ablöschen, mit Muskatnuss, Salz und Pfeffer würzen und die Hafersahne einrühren.

Die Pancakes für etwa 10 Minuten nochmal in den Ofen stellen, solange, bis sie kross werden.

Auf 2 Tellern anrichten und mit Soße übergießen.

Nährwerte pro Portion: 776 kcal, 46 g Fett, 65 g Kohlenhydrate, 22 g Eiweiß

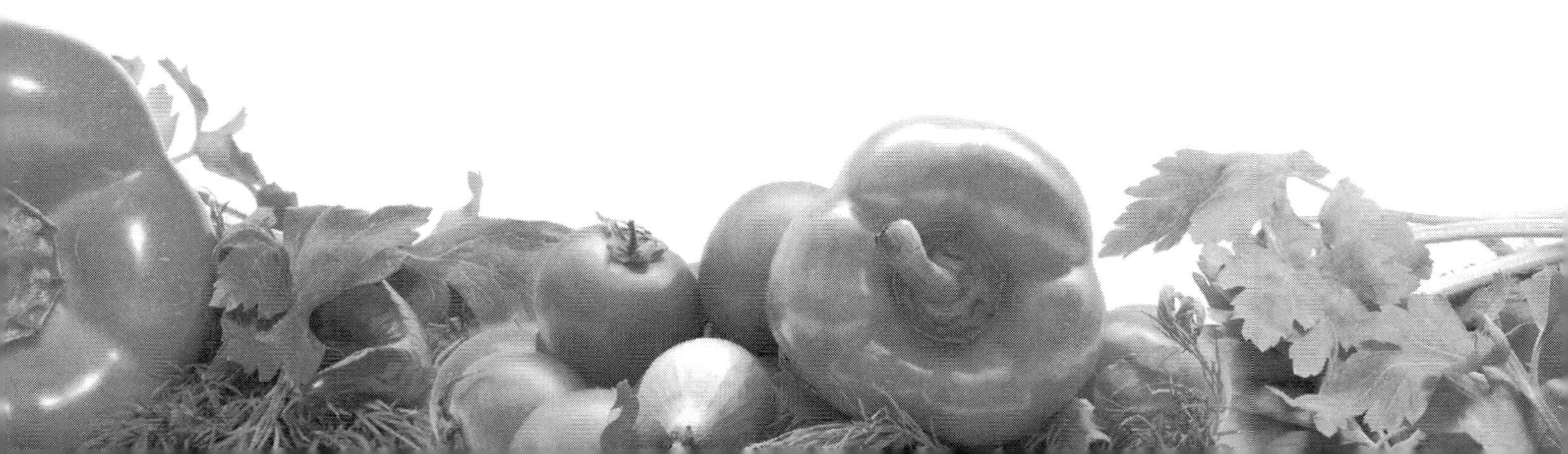

Räuchertofu im Blätterteig

Zutaten für zwei Portionen:

1 Packung Dinkel-Vollkorn-Blätterteig ☆ 100 g Räuchertofu in kleine Würfel geschnitten ☆ 1 Frühlingszwiebel in feine Ringe geschnitten 100 ml Gemüsebrühe ☆ 50 ml Hafersahne ☆ 2 Esslöffel Erdnussöl ☆ Je 2 Prisen Kümmel und Muskatnuss ☆ Meersalz und Pfeffer

Zubereitung:

Den Ofen auf 180 Grad Umluft vorheizen und ein Backblech mit Backpapier belegen.

Erdnussöl in einer Pfanne erhitzen, Tofu und Frühlingszwiebel scharf anbraten, mit der Gemüsebrühe ablöschen und mit Salz, Pfeffer, Kümmel und Muskatnuss würzen. Die Hafersahne unterrühren und das Ganze für 5 Minuten köcheln lassen.

Den Blätterteig auf dem Blech ausbreiten, die Füllung verteilen, zusammenrollen und für 20 Minuten im Ofen backen. Im Anschluss herausnehmen, den Blätterteig in Stücke schneiden und auf 2 Tellern anrichten.

Tipp: Genießen Sie den Blätterteig mit einem knackigen Salat.

Nährwerte pro Portion: 708 kcal, 56 g Fett, 31 g Kohlenhydrate, 15 g Eiweiß

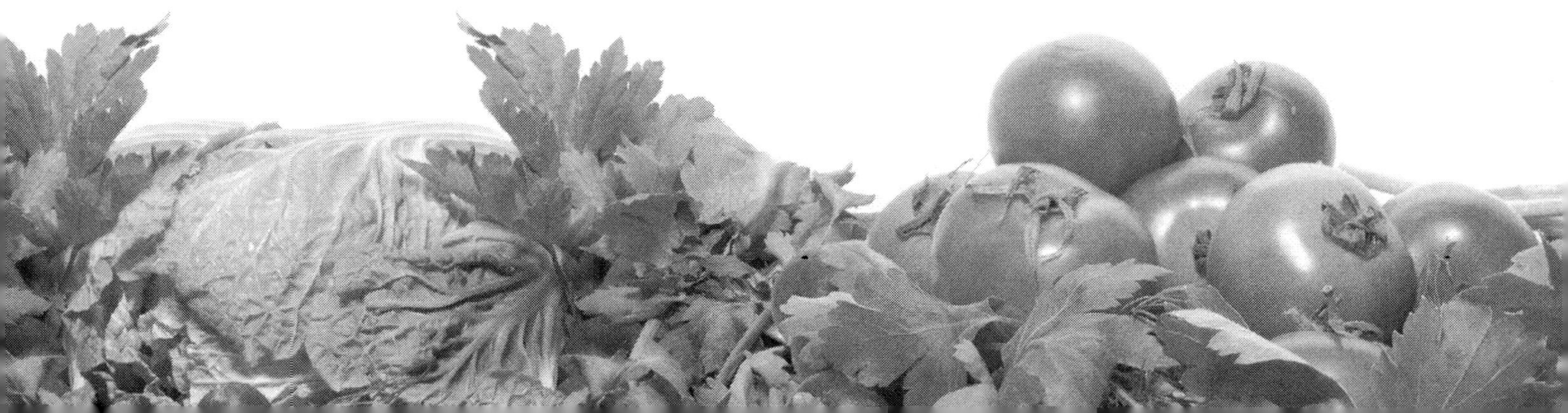

Chili sin Carne

Zutaten für vier Personen:

5 große Fleischtomaten, gehäutet ☆ 2 rote Paprika in Würfel geschnitten ☆ 200 g Kidneybohnen aus der Dose
200 g Räuchertofu, grob zerkleinert ☆ 1 Zwiebel in feine Würfel geschnitten ☆ 1 klein gepresste Knoblauchzehe
1 rote Chilischote in feine Ringe geschnitten ☆ 500 ml Gemüsebrühe ☆ 50 ml Hafersahne ☆ 3 Esslöffel Olivenöl ☆ 3 Esslöffel Tomatenmark
2 Teelöffel süßes Paprikapulver ☆ 1 Teelöffel scharfes Paprikapulver ☆ 1 Teelöffel Kreuzkümmel ☆ 3 Esslöffel fein gehackte Petersilie
Meersalz und Pfeffer

Zubereitung:

Olivenöl in einem großen Topf erhitzen. Die Zwiebeln, den Knoblauch und den Chili anbraten, das Tomatenmark im Topf vermengen, mit dem Paprikapulver und dem Kreuzkümmel würzen und mit der Gemüsebrühe ablöschen.

In einer separaten Pfanne den Tofu und die Paprika für 2 Minuten rösten und beides mit den Tomaten in den Topf geben. Das Ganze etwa 20 Minuten köcheln lassen.

Die Kidneybohnen, die Hafersahne sowie die Petersilie unterrühren und mit Salz und Pfeffer abschmecken.

Nährwerte pro Portion: 205 kcal, 11 g Fett, 10 g Kohlenhydrate, 14 g Eiweiß

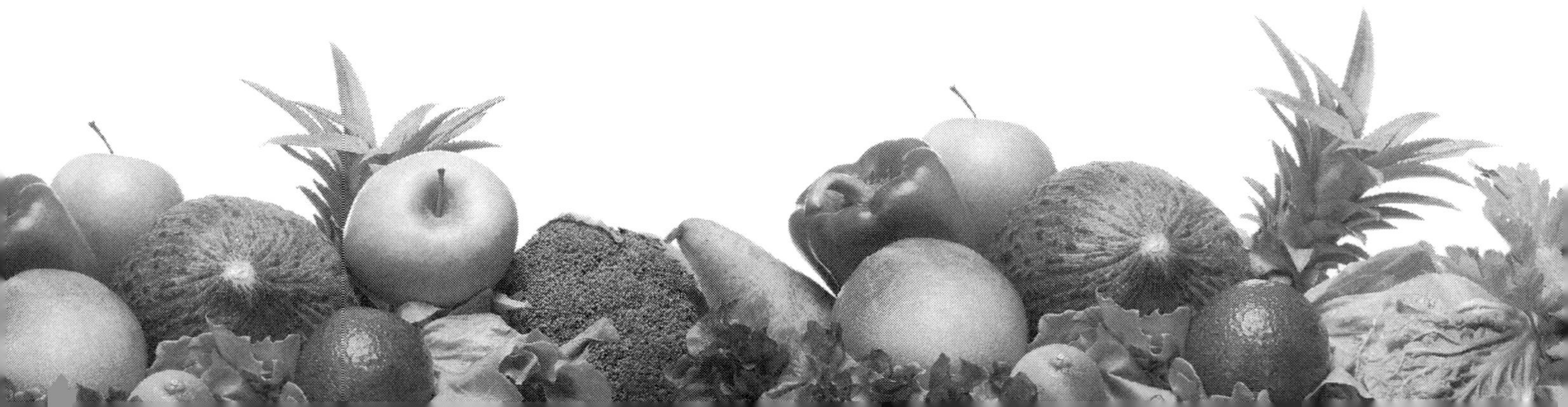

Vollkorn-Burger mit Bohnen-Pattys

Zutaten für 2 Portionen:

2 halbierte Vollkorn-Burger-Brötchen ☆ 100 g Kidneybohnen aus dem Glas ☆ 5 Esslöffel Vollkorn-Couscous

2 Esslöffel fein gehackte Walnusskerne ☆ 1 Fleischtomate in Scheiben geschnitten ☆ 2 große Blätter Eisbergsalat

2 Essiggurken in feine Scheiben geschnitten ☆ 50 ml Gemüsebrühe ☆ 2 Esslöffel Olivenöl ☆ 1 Teelöffel Senf

Je 1 Prise Paprikapulver und Chilipulver

Für die Burger-Soße:

50 ml Wasser ☆ 2 Esslöffel Tomatenmark ☆ 2 Esslöffel Apfelessig ☆ 1 Esslöffel Olivenöl ☆ Meersalz und Pfeffer

Zubereitung:

Um die Burger-Pattys vorzubereiten, den Couscous mit 50 ml Gemüsebrühe in einer Schüssel vermengen und 10 Minuten quellen lassen. Währenddessen alle Zutaten für die Soße in einem Topf aufkochen lassen und in einer Schüssel abkühlen lassen.

Nun die Kidneybohnen, Walnusskerne und den Senf zum Couscous geben, gut zerstampfen und mit Paprika und Chili würzen. Aus der Masse 2 Burger-Pattys formen. Das Olivenöl in einer Pfanne erhitzen, die Pattys auf jeder Seite für 5 Minuten braten und auf einem Küchenpapier abtropfen lassen.

Die Vollkorn-Brötchen für 1 bis 2 Minuten in der Pfanne rösten, jede Hälfte mit der Soße beträufeln, mit Pattys, Salat, Tomate und Essiggurken belegen.

Nährwerte pro Portion: 731 kcal, 27 g Fett, 77 g Kohlenhydrate, 15 g Eiweiß

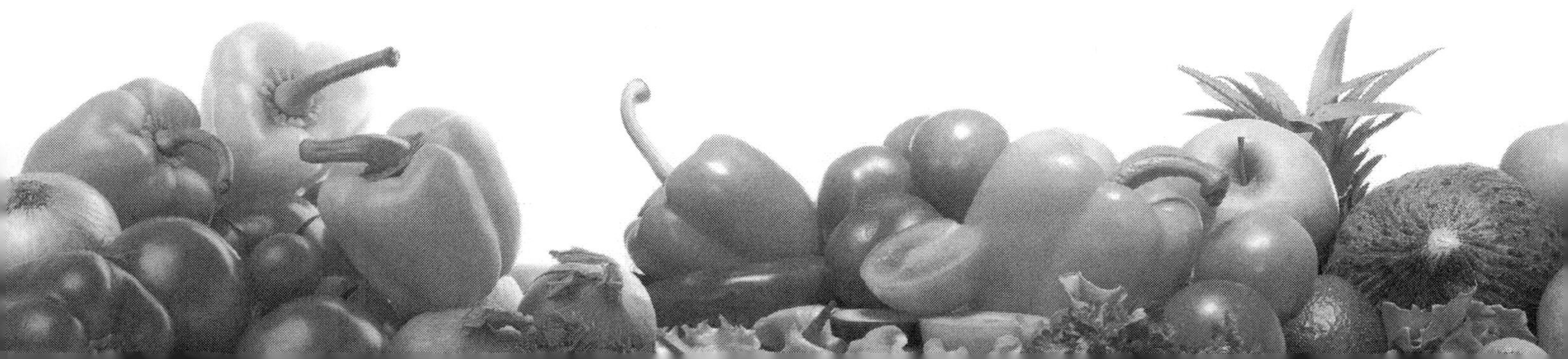

Vollkorn-Fusilli mit Basilikum-Pesto

Zutaten für vier Personen:

500 g Vollkorn-Fusilli ☆ 2 Bund grob zerkleinertes Basilikum ☆ 100 g geröstete Pinienkerne (4 Esslöffel für die Deko)
50 ml Olivenöl ☆ 1 fein gepresste Knoblauchzehe ☆ Meersalz und Pfeffer

Zubereitung:

Die Fusilli al dente kochen und in der Zwischenzeit das Pesto vorbereiten. Alle weiteren Zutaten in einem Standmixer fein pürieren, die Nudeln auf 4 Teller anrichten und das Basilikum-Pesto über die Nudeln geben. Mit Pinienkernen garnieren.

Nährwerte pro Portion: 327 kcal, 15 g Fett, 33 g Kohlenhydrate, 11 g Eiweiß

Bratkartoffeln mit Gemüse

Zutaten für zwei Portionen:

5 große, festkochende Kartoffeln in große Stücke geschnitten ☆ 500 g Tiefkühl-Kaisergemüse ☆ 200 ml Gemüsebrühe
2 Esslöffel Olivenöl ☆ 1 Teelöffel Paprikapulver ☆ 1 Esslöffel fein gehackter Koriander ☆ Meersalz und Pfeffer.

Zubereitung:

Das Gemüse bei mittlerer Hitze in einem Topf auftauen lassen.
Olivenöl in einer Pfanne erhitzen, die Kartoffeln für 2 Minuten anbraten und mit der Gemüsebrühe ablöschen. Die Kartoffeln 15 Minuten köcheln lassen, die Brühe abschütten, mit Paprikapulver, Salz und Pfeffer würzen und diese, zusammen mit dem Kaisergemüse, auf 2 Teller verteilen sowie mit Koriander garnieren.

Nährwerte pro Portion: 292 kcal, 10 g Fett, 41 g Kohlenhydrate, 6 g Eiweiß

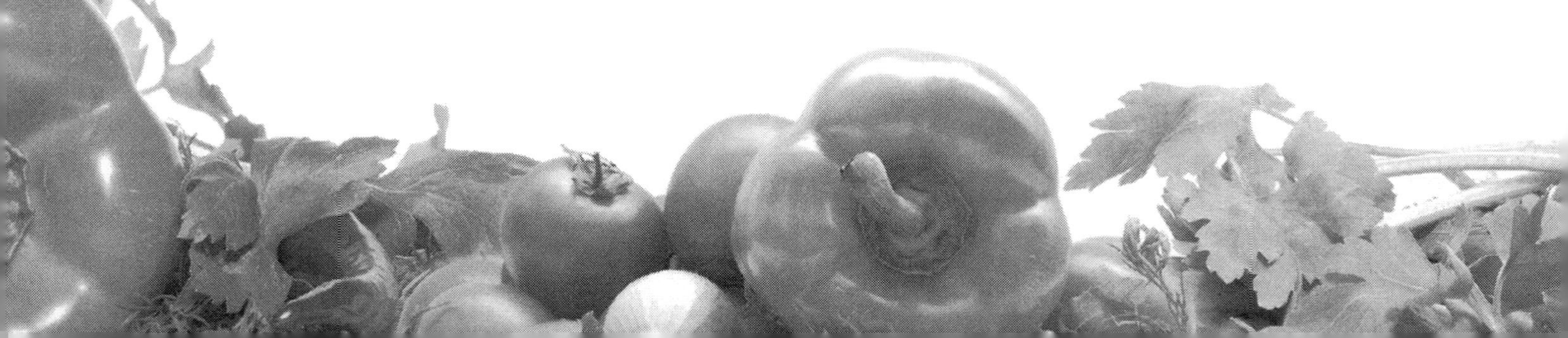

Linsenbratlinge mit Gemüse-Curry

Zutaten für vier Portionen:

Für die Bratlinge:

150 g braune Linsen (über Nacht im Wasser einweichen lassen) ☆1 Liter Wasser☆5 Esslöffel Dinkel-Paniermehl

3 Esslöffel fein gehackte Petersilie☆1 Teelöffel Kreuzkümmel☆Meersalz und Pfeffer

Für das Gemüse-Curry:

100 g grüne Bohnen☆2 Möhren in grobe Stücke geschnitten☆200 ml Hafersahne☆50 ml Wasser

Saft einer Bio-Orange☆2 Esslöffel Olivenöl☆Je 1 Teelöffel Curry, Kurkuma und Garam Masala

2 Esslöffel fein gehackter Koriander☆Meersalz und Pfeffer

Zubereitung:

Um die Linsenbratlinge vorzubereiten, das Einweichwasser abgießen, die Linsen mit 1 Liter Wasser in einem Topf zum Kochen bringen und 25 Minuten köcheln lassen. Die Linsen mit den restlichen Zutaten in einem Standmixer pürieren und zu kleinen Kugeln formen.

Olivenöl in einer Pfanne erhitzen, die Bratlinge von allen Seiten goldbraun braten und auf einem Küchenpapier abtropfen lassen.

Eine weitere Pfanne mit Olivenöl erhitzen, die Bohnen und Möhren bissfest garen und mit Curry, Garam Masala und Kurkuma würzen. Das Gemüse mit Orangensaft und Wasser ablöschen, die Hafersahne unterrühren, etwa 5 Minuten köcheln lassen und mit Salz und Pfeffer abschmecken.

Die Bratlinge und das Gemüse auf 4 Teller anrichten und mit Koriander garnieren.

Nährwerte pro Portion: 352 kcal, 21 g Fett, 26 g Kohlenhydrate, 12 g Eiweiß

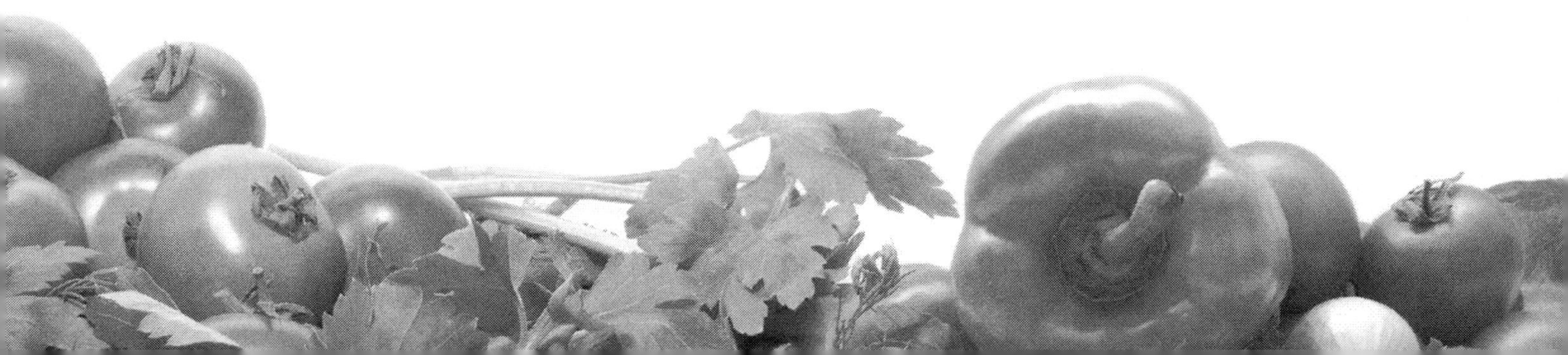

Ayurvedische Auberginenpfanne

Zutaten für zwei Portionen:

2 Auberginen in kleine Würfel geschnitten ☆ 1 große Süßkartoffel, geschält und in kleine Würfel geschnitten

2 große Fleischtomaten in grobe Würfel geschnitten ☆ 1 rote Zwiebel in kleine Würfel geschnitten ☆ 1 fein gepresste Knoblauchzehe

2 Teelöffel geriebener Ingwer ☆ 5 Esslöffel grob gehackte Cashewkerne ☆ 200 ml Gemüsebrühe ☆ 50 ml Kokosmilch

3 Esslöffel Kokosöl ☆ Je 2 Teelöffel Curry und Kurkuma ☆ 2 Esslöffel fein gehackter Koriander

1/2 Teelöffel Himalaja-Salz ☆ 1 Prise schwarzer Pfeffer

Zubereitung:

Kokosöl in einer Pfanne erhitzen, die Auberginenwürfel, die Süßkartoffelwürfel, die Zwiebeln und den Knoblauch für 3 Minuten anbraten. Mit Ingwer, Kurkuma sowie Curry würzen und mit der Gemüsebrühe ablöschen.

Alles für 5 Minuten köcheln lassen, die Kokosmilch und die Tomatenwürfel mit einrühren.

Die Auberginenpfanne auf 2 Teller verteilen und mit Koriander und Cashewkernen garnieren.

Nährwerte pro Portion: 439 kcal, 33 g Fett, 18 g Kohlenhydrate, 13 g Eiweiß

Erbsen-Dal

Zutaten für zwei Portionen:

100 g gelbe Erbsen (nachts in Wasser einweichen lassen) ☆ 2 Fleischtomaten in grobe Würfel geschnitten

2 Möhren, geschält und in kleine Würfel geschnitten ☆ 300 ml Gemüsebrühe ☆ 2 Esslöffel Kokosöl ☆ 2 Esslöffel weißes Mandelmus

Je 1 Teelöffel geriebener Ingwer und Kurkuma ☆ 1 Teelöffel Himalaja-Salz ☆ 1 Prise schwarzer Pfeffer

Zubereitung:

Die Erbsen abgießen und gründlich abspülen.

Das Kokosöl in einem Topf erhitzen und den Ingwer, die Kurkuma und alle anderen Gewürze für 1 Minute rösten. Die Erbsen hinzugeben und mit der Gemüsebrühe ablöschen. Das Ganze etwa 30 Minuten köcheln lassen.

Die Tomaten und die Möhren dazugeben, das Mandelmus sowie den Koriander unterrühren und mit Salz und Pfeffer abschmecken. Vor dem Servieren etwa 5 Minuten ziehen lassen.

Nährwerte pro Portion: 208 kcal, 12 g Fett, 17 g Kohlenhydrate, 8 g Eiweiß

Kichererbsen-Tomaten-Pfanne

Zutaten für zwei Portionen:

250 g Kichererbsen aus dem Glas ☆ 2 große Kartoffel geschält und in kleine Würfel geschnitten
2 große Fleischtomaten in grobe Würfel geschnitten ☆ 250 ml Gemüsebrühe ☆ 100 ml Kokosmilch ☆ 2 Esslöffel Kokosöl
1 Teelöffel geriebener Ingwer ☆ 1 Teelöffel Garam Masala ☆ 1 Prise Muskatnuss ☆ 2 Esslöffel fein gehackter Koriander ☆ Meersalz und Pfeffer

Zubereitung:

Das Kokosöl in einer Pfanne erhitzen und die Kartoffel mit dem Ingwer etwa 3 Minuten anbraten. Alle Gewürze dazugeben und mit der Gemüsebrühe ablöschen.

Die Kichererbsen in die Pfanne geben, die Kokosmilch einrühren und das Ganze für 8 Minuten köcheln lassen. Zum Schluss die Tomaten noch 1 Minute kochen, auf 2 Teller anrichten und mit Koriander garnieren.

Nährwerte pro Portion: 600 kcal, 31 g Fett, 60 g Kohlenhydrate, 15 g Eiweiß

Weißkohl in Kokosmilch

Zutaten für zwei Portionen:

1 mittelgroßer Kopf Weißkohl in dünne Streifen geschnitten ☆ 1 rote Zwiebel in kleine Würfel geschnitten
2 Teelöffel geriebener Ingwer ☆ 400 ml Kokosmilch ☆ 50 ml Gemüsebrühe ☆ 2 Esslöffel Kokosöl
1 Teelöffel Kreuzkümmel ☆ 1/2 Teelöffel Himalaja-Salz ☆ 1 Prise schwarzer Pfeffer

Zubereitung:

Das Kokosöl in einer Pfanne erhitzen und die Zwiebeln mit den Gewürzen rösten.

Mit der Gemüsebrühe ablöschen, den Weißkohl dazugeben und alles für 5 Minuten köcheln lassen. Die Kokosmilch unterrühren, mit Salz und Pfeffer abschmecken und in 2 Schalen anrichten.

Nährwerte pro Portion: 557 kcal, 49 g Fett, 17 g Kohlenhydrate, 7 g Eiweiß

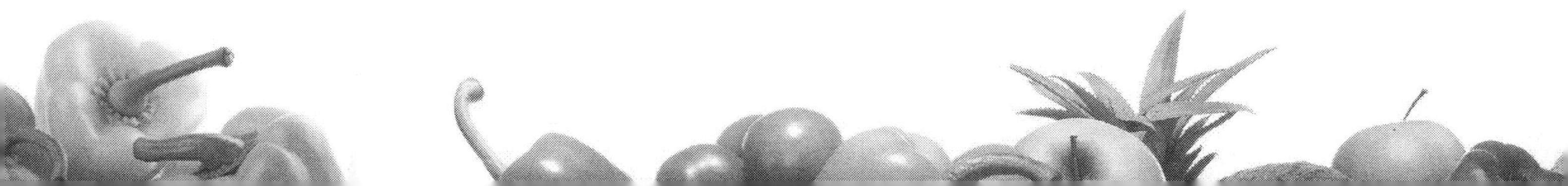

Indischer Gemüseauflauf

Zutaten für 1 Auflaufform:

1 Packung Vollkorn-Dinkel-Blätterteig ☆ 200 g Kichererbsen aus dem Glas ☆ 1 rote und 1 gelbe Paprika in Würfel geschnitten
50 g Champignons in Scheiben geschnitten ☆ 2 Handvoll Babyspinat ☆ 1 Teelöffel Margarine ☆ 3 Esslöffel fein gehackter Koriander

<u>Für die Soße:</u>

200 ml Kokosmilch ☆ 5 Esslöffel fein gehackte Cashewkerne ☆ 2 Esslöffel Tomatenmark ☆ Je 1 Teelöffel fein geriebener Ingwer und Kurkuma
1 Teelöffel Garam Masala ☆ 1/2 Teelöffel Himalaja-Salz ☆ 1 Prise schwarzer Pfeffer

Zubereitung:

Den Backofen auf 200 Grad Ober- und Unterhitze vorheizen sowie alle Zutaten für die Soße in einen Standmixer geben und fein pürieren.
Alle Zutaten für den Auflauf, bis auf die Margarine und den Blätterteig, in eine Schüssel geben und mit der Soße vermengen.
Die Auflaufform mit der Margarine einfetten und mit dem Blätterteig belegen. Das Gemüse darauf verteilen und etwa für 45 Minuten in den Backofen schieben. Ungefähr 5 Minuten abkühlen lassen und servieren.

Nährwerte pro Portion: 408 kcal, 29 g Fett, 38 g Kohlenhydrate, 7 g Eiweiß

Amarant-Wok

Zutaten für zwei Portionen:

100 g Amarant ☆ 2 Frühlingszwiebeln in feine Ringe geschnitten ☆ 3 Möhren in kleine Streifen geschnitten
200 g Champignons in Scheiben geschnitten ☆ 1 Handvoll Sojasprossen ☆ 5 Esslöffel grob gehackte Mandelkerne
200 ml Wasser ☆ 3 Esslöffel Sesamöl ☆ 1 Esslöffel Sojasoße ☆ Meersalz und Pfeffer

Zubereitung:

Amarant in einem Topf mit 200 ml gesalzenem Wasser zum Kochen bringen und bei geringer Hitze etwa 15 Minuten quellen lassen.
Währenddessen das Sesamöl im Wok erhitzen, die Mandelkerne rösten, die Möhren, Frühlingszwiebeln, Sojasprossen und Champignons dazugeben und alles etwa 5 Minuten anbraten. Den Amarant zum Gemüse geben, gut vermengen und mit Sojasoße, Salz und Pfeffer abschmecken.

Nährwerte pro Portion: 567 kcal, 32 g Fett, 50 g Kohlenhydrate, 19 g Eiwei

Polenta-Schnitten mit Spinat-Pilzpfanne

Zutaten 4 Portionen:

350 g Polenta ☆ 1 Liter Gemüsebrühe ☆ 4 Handvoll Babyspinat ☆ 2 Möhren in feine Streifen gerieben

300 g Champignons in Scheiben geschnitten ☆ 1 Zwiebel in feine Würfel geschnitten ☆ 4 Esslöffel Olivenöl

1 Teelöffel süßes Paprikapulver ☆ 1 Prise Muskatnuss ☆ 2 Esslöffel frisch gehackte Petersilie ☆ Meersalz und Pfeffer

Zubereitung:

Die Polenta mit der Gemüsebrühe etwa 10 Minuten aufkochen lassen, vom Herd nehmen und weitere 15 Minuten quellen lassen. Die Petersilie mit der Polenta vermengen und diese auf ein Backblech mit Backpapier streichen.

Eine Pfanne mit Olivenöl erhitzen und die Zwiebeln, Möhren sowie Champignons für 5 Minuten anbraten. Den Spinat sowie alle Gewürze hinzufügen und andünsten.

Nun die Polenta in rechteckige Stücke schneiden, Olivenöl in einer Pfanne erhitzen und jede Seite für 2 Minuten goldbraun anbraten.

Die Polenta und die Spinat-Pilzpfanne auf 4 Tellern anrichten und mit Petersilie garnieren.

Nährwerte pro Portion: 284 kcal, 14 g Fett, 32 g Kohlenhydrate, 8 g Eiweiß

Konjak-Pasta mit gerösteter Paprika

Zutaten für zwei Portionen:

250 g Konjak-Spaghetti ☆ 3 rote Paprika in grobe Spalten geschnitten ☆ 5 Esslöffel halbierte schwarze Oliven

1 fein gepresste Knoblauchzehe ☆ 2 Esslöffel Olivenöl ☆ 1 Esslöffel fein gehackter Oregano

Zubereitung:

Den Backofen auf 180 Grad Umluft vorheizen und ein Backblech mit Backpapier bereitstellen.

Nun die Konjak-Spaghetti nach Packungsanweisung kochen, die Paprikaspalten auf das Backblech legen und für 15 Minuten im Ofen rösten.

Anschließend etwa 2/3 der Spalten in einem Standmixer fein pürieren, Olivenöl in einem Topf erhitzen, den Knoblauch anbraten, die Paprikamasse dazugeben und den Oregano unterrühren.

Die Pasta auf 2 Tellern anrichten, mit Soße übergießen und mit den restlichen Paprikaspalten garnieren.

Nährwerte pro Portion: 207 kcal, 10 g Fett, 16 g Kohlenhydrate, 3 g Eiweiß

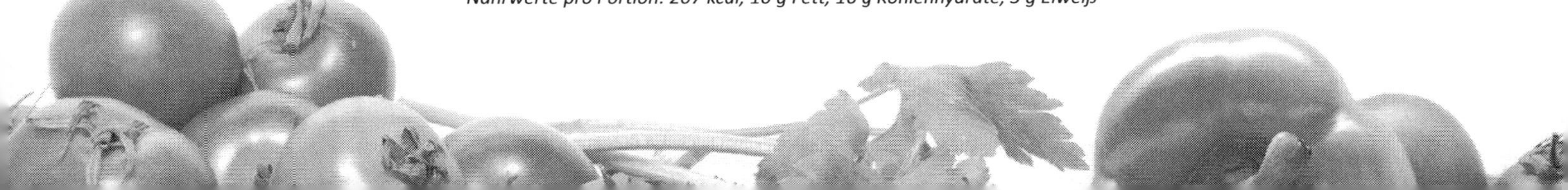

Desserts

Diese Desserts und Süßspeisen sind für all diejenigen geeignet, die sowohl ein leckeres Geschmackserlebnis wünschen als auch gesund leben wollen. Genießen Sie die gesunden Leckereien!

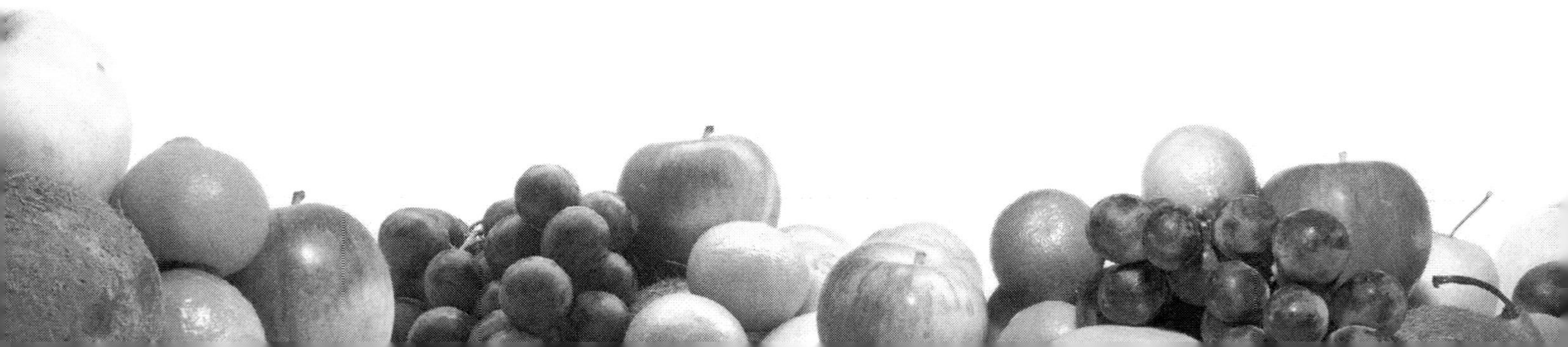

Süßes Mandelgebäck

Zutaten für 20 Stück:

150 g Cashewkerne (fein gemahlen) ☆ 120 g weiße Mandeln (fein gemahlen) ☆ 70 ml Orangensaft ☆ 5 Datteln

1 Teelöffel Kakaopulver (ungesüßt) ☆ 1 Teelöffel Vanillemark ☆ 1 Prise Salz

Zubereitung:

Die gemahlenen Mandeln und Cashewkerne zusammen mit der Vanille, dem Kakao und dem Salz verrühren. Die Datteln zusammen mit dem O-Saft pürieren und unter die Nussmischung geben. Den Teig gut verkneten und zu einer etwa 1 cm dicken Rolle formen. Von der Rolle kleine gleich große Stücke abschneiden und auf ein Blech mit Backpapier legen. Diese sollten etwa für 12 Stunden im Ofen trocknen.

Nährwerte pro Stück: 39 kcal, 3 g Fett, 1 g Kohlenhydrate, 1 g Eiweiß

Gekühlte Erdbeertorte

Zutaten für 1 Springform (ca. 8 Stück)

<u>Für den Boden:</u>

300 g Mandeln (über Nacht in Wasser einweichen lassen) ☆ 10 Datteln ☆ Saft einer Bio-Orange ☆ Mark 1 Vanilleschote

<u>Für den Belag:</u>

500 g Erdbeeren, 10 Stück als Deko ☆ 50 g Mandelsahne ☆ 4 Esslöffel geröstete Mandelkerne

4 Datteln ☆ 1 Strauch frisch gehackte Minze

Zubereitung:

Alle Zutaten für den Boden in einem Standmixer pürieren, die Masse in die Springform geben und kühl stellen.

Nun die Zutaten für den Belag ebenfalls im Standmixer pürieren, auf dem Tortenboden gleichmäßig verteilen und etwa 5 Stunden in den Kühlschrank stellen, damit die Torte eine feste Konsistenz bekommt.

Die Torte aus der Form nehmen, mit Mandelkernen am Rand garnieren, die restlichen Erdbeeren in Scheiben schneiden und auf der Torte verteilen.

Nährwerte pro Portion: 275 kcal, 21 g Fett, 12 g Kohlenhydrate, 8 g Eiweiß

Zimtplätzchen

Zutaten für 20 Stück:

300 g Mandelkerne ☆ 150 g Rosinen ☆ Saft von 2 Bio-Orangen

30 ml Distelöl ☆ 2 Esslöffel Zimt ☆ 1 Prise Meersalz

Zubereitung:

Die Mandeln in einem Standmixer fein pürieren, in eine Schüssel geben und mit Zimt, Rosinen und Salz gut vermischen. Das Öl und den Orangensaft verrühren und zu einem Teig verkneten.

Den Teig ausrollen und etwa 20 Plätzchen ausstechen. Diese auf ein Backblech mit Backpapier legen und im Ofen 12 Stunden trocknen lassen.

Nährwerte pro Stück: 60 kcal, 4 g Fett, 3 g Kohlenhydrate, 1 g Eiweiß

Obstsalat mit Amarant-Sahne

Zutaten für zwei Portionen:

2 Aprikosen in kleine Stücke geschnitten ☆ 2 Handvoll Erdbeeren in kleine Stücke geschnitten ☆ 6 Feigen in Würfel geschnitten

200 g Amarant ☆ 250 ml Wasser ☆ 100 ml Hafersahne ☆ 1 Esslöffel Mandelmus ☆ Mark einer Vanilleschote

Zubereitung:

Das Wasser und die Hafersahne in einer Schüssel verrühren, den Amarant unterrühren und das Ganze 1 Stunde quellen lassen.

Die Masse zusammen mit dem Vanillemark in einem Topf zum Kochen bringen. Das Ganze für etwa 20 Minuten bei geringer Hitze köcheln lassen. Das Mandelmus unterrühren, den Topf vom Herd nehmen und ein paar Minuten abkühlen lassen. Falls nötig mit Wasser oder Hafersahne verdünnen.

Nun das Obst und die Feigen auf 2 Schalen verteilen und die Amarant-Sahne über das Obst gießen.

Nährwerte pro Portion: 450 kcal, 16 g Fett, 60 g Kohlenhydrate, 15 g Eiweiß

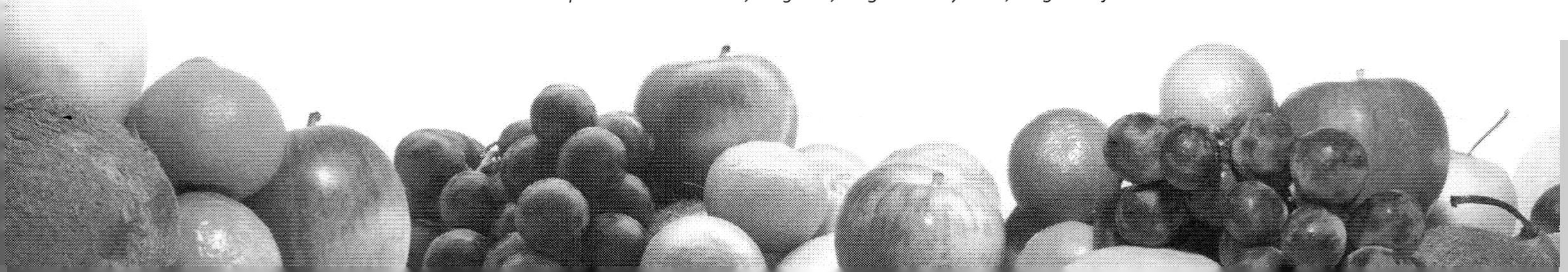

Crêpes mit süßer Quarkfüllung

Zutaten für zwei Portionen:

Für den Teig:

75 g Vollkorn-Dinkelmehl ☆ 120 ml Hafermilch ☆ 50 ml Sprudelwasser ☆ 2 Esslöffel Margarine

2 Esslöffel Apfeldicksaft ☆ 1 Prise Salz

Für die Füllung:

200 g Blaubeeren ☆ 250 g ungesüßter Sojaquark ☆ 3 Esslöffel Apfeldicksaft ☆ Saft vom 1/2 Bio-Limette + 1 Teelöffel Abrieb

Mark einer Vanilleschote ☆ 1 Prise Salz ☆ 1 Handvoll Minzblätter

Zubereitung:

Das Mehl in eine Rührschüssel geben und mit der Hafermilch, dem Sprudelwasser, dem Apfeldicksaft und Salz zu einem flüssigen Teig verrühren.

Den Teig für 30 Minuten ruhen lassen und währenddessen die Quark-Füllung vorbereiten. Alle Zutaten, bis auf die Blaubeeren, in eine Schüssel geben, cremig rühren und kühl stellen. Nun die Blaubeeren in den Standmixer geben und pürieren.

Danach den Teig auf einem Crêpe-Eisen backen oder die Margarine in einer Pfanne erhitzen und vier dünne Crêpes backen.

Die Crêpes auf 2 Teller verteilen und auf jedem Crêpe 2 Esslöffel von der Quark-Füllung geben. Diese verstreichen und zusammenrollen. Die Blaubeersoße darüber träufeln und mit den Minzblättern garnieren.

Nährwerte pro Portion: 544 kcal, 16 g Fett, 61 g Kohlenhydrate, 35 g Eiweiß

Warmer Pflaumen-Hirse-Auflauf

Zutaten für 6 Portionen:

Für den Auflauf:

250 g Hirse ☆ 700 ml ungesüßte Mandelmilch ☆ 2 Esslöffel Apfeldicksaft ☆ Mark 1 Vanilleschote ☆ 1 Prise Salz

Gewürze für die Pflaumen:

8 Pflaumen in kleine Spalten geschnitten ☆ 1 Teelöffel Zimt ☆ Je 1 Prise Ingwer, Kardamom und Salz

Für das Topping:

5 Esslöffel grobe Haferflocken ☆ 2 Esslöffel Apfeldicksaft ☆ 1 Esslöffel Margarine ☆ 1 Prise Salz

Zubereitung:

Um den Auflauf vorzubereiten, die Hirse mit der Mandelmilch in einem Topf zum Kochen bringen. Mit dem Vanillemark und dem Salz würzen und bei niedriger Hitze 20 Minuten köcheln lassen. Den Apfeldicksaft unterrühren und kurz abkühlen lassen.

Den Backofen auf 180 Grad Ober- und Unterhitze vorheizen.

Nun die Pflaumen-Spalten mit den Gewürzen in einer Schüssel verrühren. Die Hirse zusammen mit den Pflaumen in einer Auflaufform verteilen.

Die Zutaten für das Topping in einer Schüssel vermengen und über den Auflauf träufeln.

Den Auflauf für etwa 25 Minuten im Ofen backen und warm servieren.

Nährwerte pro Portion: 238 kcal, 4 g Fett, 44 g Kohlenhydrate, 5 g Eiweiß

Himbeereis am Stiel

Zutaten für zwei Portionen:

2 Stiele und Eisformen ☆ 200 g pürierte Himbeeren ☆ 150 ml Kokosmilch ☆ Mark einer Vanilleschote

1 Esslöffel Agavendicksaft ☆ 1 Esslöffel Limettensaft von einer Bio-Limette

Zubereitung:

Die Kokosmilch mit dem Vanillemark, dem Limettensaft und dem Agavendicksaft in einer Schüssel vermengen. Etwa 3 Esslöffel pürierte Himbeeren in die Eisformen geben und die Kokosmilch-Masse hinzufügen. Die Himbeeren mit der Kokosmilch gründlich vermischen und das Himbeereis über Nacht ins Gefrierfach legen.

Nährwerte pro Portion: 166 kcal, 14 g Fett, 5 g Kohlenhydrate, 1 g Eiw

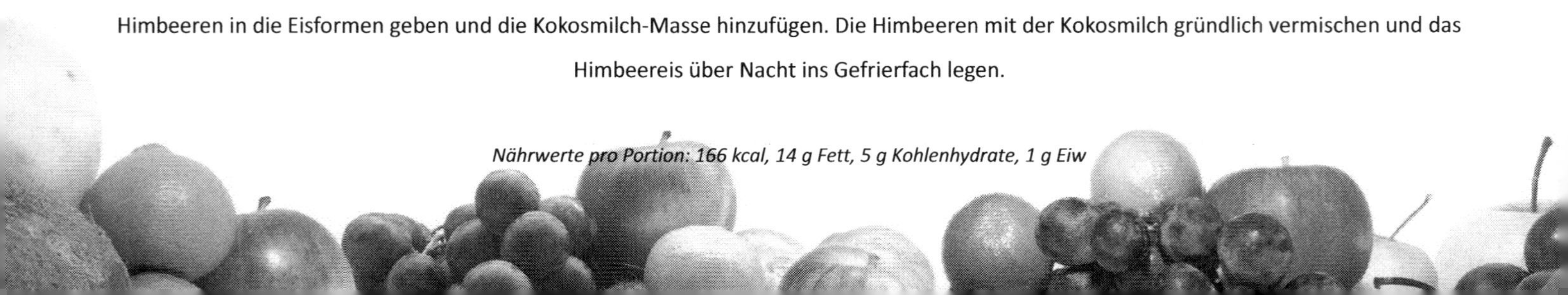

Mandel-Süßkartoffel-Muffin

Zutaten für 12 Muffins:

2 große Süßkartoffeln, geschält und in kleine Stücke geschnitten ☆ 150 g feine Vollkornhaferflocken

5 Esslöffel gemahlene Mandeln ☆ 3 Esslöffel Apfeldicksaft ☆ 1 Teelöffel glutenfreies Backpulver ☆ 200 ml ungesüßte Mandelmilch

5 Esslöffel Sonnenblumenöl ☆ 2 Teelöffel Apfelessig ☆ Je 1 Teelöffel Zimt und Ingwerpulver ☆ Je 2 Prisen Muskat und Kardamom

1 Prise Salz

Zubereitung:

Die Süßkartoffelwürfel in einen Topf mit Wasser geben und etwa 15 Minuten köcheln lassen, abgießen und im Topf cremig stampfen.

Eine Rührschüssel bereitstellen und die Haferflocken, Mandeln, Backpulver und alle Gewürze gründlich vermengen.

Den Backofen auf 180 Grad Umluft vorheizen.

Die Süßkartoffel-Masse mit der Mandelmilch und dem Apfelessig in die Rührschüssel geben, das Sonnenblumenöl dazu träufeln. Die Masse mit einem Handmixer zu einem glatten Teig rühren. Diesen in Muffinformen verteilen und für etwa 30 Minuten in den Backofen schieben.

Nährwerte pro Portion: 184 kcal, 11 g Fett, 18 g Kohlenhydrate, 4 g Eiweiß

Banane mit Kokos-Soße

Zutaten für 2 Portionen:

2 Bananen ☆ 200 ml ungesüßte Hafermilch ☆ 100 ml Kokosmilch ☆ 3 Esslöffel Kokosöl ☆ 1 Teelöffel Agar-Agar

Mark 1 Vanilleschote ☆ 1 Prise Safran ☆ 1 Esslöffel Kokosraspeln

Zubereitung:

Die Schale von den Bananen entfernen und auf 2 Teller legen.

Nun die Soße vorbereiten. Dafür die Hafermilch, die Kokosmilch, das Kokosöl, das Vanillemark und das Agar-Agar in einem Topf zum Kochen bringen. Bei geringer Hitze 2 Minuten köcheln lassen und im Anschluss den Topf vom Herd nehmen. Safran unterrühren und die Soße für mindestens 1 Stunde in den Kühlschrank stellen. Die Soße über die Bananen träufeln und mit Kokosraspeln garnieren.

Nährwerte pro Portion: 362 kcal, 17 g Fett, 43 g Kohlenhydrate, 8 g Eiweiß

Kaiserschmarrn mit Pflaumenmus

Zutaten für vier Portionen:

Für den Kaiserschmarrn:

200 g Vollkorn-Dinkelmehl ☆ 200 ml ungesüßte Hafermilch ☆ 100 ml Hafersahne ☆ 2 Esslöffel Apfeldicksaft
2 Esslöffel vegane Margarine ☆ 2 Esslöffel Rosinen ☆ 1 Teelöffel glutenfreies Backpulver ☆ 1 Prise Salz

Für das Pflaumenmus:

300 Tiefkühl-Pflaumen ☆ 200 ml Wasser ☆ 2 Esslöffel Apfeldicksaft ☆ Je 2 Prisen Zimt und Kardamom ☆ 1 Prise Salz

Zubereitung:

Ein Backblech mit Backpapier belegen und den Ofen auf 180 Grad Umluft vorheizen.

Eine Rührschüssel bereitstellen und das Mehl mit der Hafermilch, dem Apfeldicksaft, Backpulver und Salz zu einem Teig verrühren. Die Hafersahne und die Rosinen dazugeben und 1 Esslöffel Margarine in einer Pfanne erhitzen.

Eine Kelle Teig in die Pfanne geben und den Pfannkuchen von jeder Seite bei mittlerer Hitze goldbraun braten. Nun die Pfannkuchen auf das Backblech legen und dieses für 10 Minuten in den Ofen schieben.

Währenddessen das Pflaumenmus zubereiten. Dafür alle Zutaten in einen Topf geben und zusammen 10 Minuten köcheln lassen. Den Topf vom Herd nehmen und das Pflaumenmus in eine Schale füllen.

Die Pfannkuchen aus dem Ofen nehmen und in kleine Stücke zerteilen.

Den Kaiserschmarrn auf vier Teller verteilen und mit dem Pflaumenmus servieren. Wer möchte, kann den Kaiserschmarrn noch mit Zimt bestreuen.

Nährwerte pro Portion: 515 kcal, 22 g Fett, 68 g Kohlenhydrate, 8 g Eiweiß

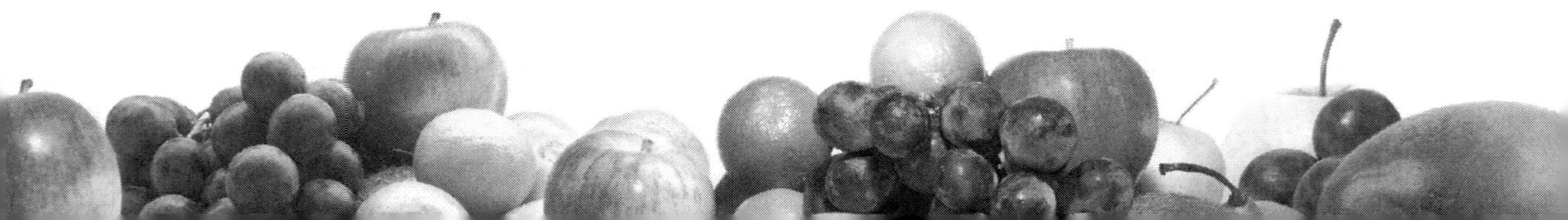

Birnen-Dattel-Crumble

Zutaten für vier Portionen:

Für den Crumble:

4 Birnen in Spalten geschnitten ☆ 2 Handvoll Datteln in Würfel geschnitten ☆ 100 ml ungesüßte Hafermilch

Für die Streusel:

8 Esslöffel gemahlene Vollkorn-Haferflocken ☆ 3 Esslöffel weißes Mandelmus ☆ 5 Esslöffel vegane Margarine

2 Esslöffel Apfeldicksaft ☆ 1 Prise Salz

Zubereitung:

Den Backofen auf 180 Grad Umluft vorheizen und alle Zutaten für die Streusel in einer Rührschüssel gut vermengen. Die Streusel in eine Auflaufform geben und für 30 Minuten in den Backofen schieben.

Währenddessen die Hafermilch in einem Topf aufkochen lassen, die Birnen und Datteln in den Topf geben und das Ganze für 5 Minuten köcheln lassen. Den Topf vom Herd nehmen und abkühlen lassen.

Die Birnen-Dattel-Soße auf 4 Schalen verteilen und die Streusel über die Birnen streuen.

Nährwerte pro Portion: 311 kcal, 15 g Fett, 37 g Kohlenhydrate, 6 g Eiweiß

Pistazien-Avocado-Eiscreme

Zutaten für 500 g Eis:

4 Avocados in kleine Würfel geschnitten ☆ 5 Esslöffel fein gehackte Pistazien ☆ 50 ml Apfeldicksaft

Saft einer Bio-Limette ☆ Mark einer Vanilleschote ☆ 2 Esslöffel fein gehackte Minze

Zubereitung:

Die Avocado-Würfel in eine Gefrierdose geben und für 30 Minuten in die Tiefkühltruhe stellen. Nun die gefrorene Avocado mit dem Limettensaft, Apfeldicksaft, gehackten Pistazien und dem Vanillemark in einem Standmixer cremig pürieren.

Die Masse erneut in die Gefrierdose geben und für 30 Minuten ins Gefrierfach stellen.

Das Eis auf kleine Schalen verteilen und mit Minze garnieren.

Nährwerte pro Portion: 216 kcal, 16 g Fett, 15 g Kohlenhydrate, 2 g Eiweiß

Erdbeer-Rhabarber-Kaltschale

Zutaten für zwei Portionen:

350 g Erdbeeren in Spalten geschnitten ☆ 200 g Rhabarber grob zerkleinert ☆ 2 Esslöffel Zitronensaft von einer Bio-Zitrone
2 Esslöffel Apfel-Balsamico-Essig ☆ Mark einer Vanilleschote ☆ 1 Handvoll Basilikum-Blätter ☆ 1 Prise schwarzer Pfeffer

Zubereitung:

Die Zutaten für die Kaltschale, bis auf das Basilikum, in einem Standmixer geben und fein pürieren. Die Suppe in eine Schüssel füllen und für mindestens 1 Stunde in den Kühlschrank stellen.

Die Kaltschale auf 2 Teller verteilen und mit Basilikum garnieren.

Nährwerte pro Portion: 427 kcal, 23 g Fett, 45 g Kohlenhydrate, 4 g Eiweiß

Kokos-Pannacotta mit Erdbeeren

Zutaten für vier Portionen:

400 ml Kokosmilch ☆ 300 g Erdbeeren in Spalten geschnitten ☆ 1 Passionsfrucht, Fruchtfleisch herausholen
1 Teelöffel Agar-Agar ☆ 1 Teelöffel Orangenabrieb von einer Bio-Orange ☆ Mark 1 Vanilleschote ☆ 1 Prise Salz

Zubereitung:

Die Kokosmilch zusammen mit dem Agar-Agar, Passionsfruchtfleisch, Vanillemark, Orangenabrieb und Salz in einem Topf aufkochen lassen. Die Masse etwa 5 Minuten bei geringer Hitze köcheln lassen.

Die cremige Masse in vier hohe Förmchen füllen und für 1 Stunde in den Kühlschrank stellen.

Nun die Pannacotta auf 4 Teller stürzen und mit den Erdbeer-Spalten servieren.

Nährwerte pro Portion: 300 kcal, 21 g Fett, 23 g Kohlenhydrate, 3 g Eiweiß

Schoko-Bohnen-Pudding

Zutaten für drei Portionen:

150 g schwarze Bohnen aus dem Glas ☆ 2 Bananen in grobe Stücke geschnitten ☆ 2 Esslöffel grob gehackte Pistazien

2 Esslöffel zuckerfreies Kakaopulver ☆ 2 Esslöffel Mandelmus ☆ 50 ml Hafermilch ☆ 1 Prise Meersalz

Zubereitung:

Das Glas Bohnen in einem Sieb abgießen und diese gut abwaschen. Die Bohnen und all die anderen Zutaten, bis auf die Pistazien, in einem Standmixer pürieren.

Den Schoko-Bohnen-Pudding auf 3 Schalen verteilen und mit Pistazien servieren.

Nährwerte pro Portion: 276 kcal, 11 g Fett, 33 g Kohlenhydrate, 8 g Eiweiß

Orangen-Joghurt

Zutaten für zwei Portionen:

Für die Orangencreme:

2 Bio-Orangen, 1 ausgepresst und 1 in Spalten geschnitten ☆ 50 ml Wasser ☆ 80 g vegane Margarine ☆ 2 Esslöffel ungesüßte Hafersahne

Für den Joghurt:

250 g ungesüßter Sojajoghurt ☆ Mark einer Vanilleschote ☆ 2 Minzblätter

Zubereitung:

Die Orangen, den Orangensaft, die Margarine, die Hafersahne und das Wasser in einem Topf erhitzen und aufkochen lassen. Den Topf vom Herd nehmen, die Masse in eine Schüssel füllen und etwa für 30 Minuten in den Kühlschrank stellen.

Währenddessen den Joghurt vorbereiten. Den Joghurt zusammen mit dem Vanillemark gründlich verrühren.

Die Orangencreme aus dem Kühlschrank holen, 2 hohe Gläser bereitstellen und abwechselnd den Joghurt und die Orangencreme in die Gläser geben. Mit Minze garnieren.

Nährwerte pro Portion: 533 kcal, 45 g Fett, 10 g Kohlenhydrate, 13 g Eiweiß

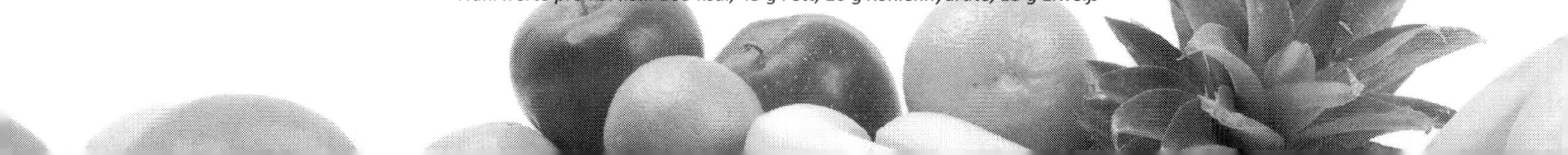

Zitronenmelisse-Sorbet

Zutaten für vier Portionen:

1 Bund grob gehackte Zitronenmelisse ☆ 450 ml Wasser ☆ Saft einer Bio-Limette ☆ Mark einer Vanilleschote

3 Esslöffel Apfeldicksaft ☆ 150 ml heller Traubensaft ☆ 300 g Erdbeeren in Spalten geschnitten

Zubereitung:

Das Wasser in einen Topf füllen und das Vanillemark, den Limettensaft und den Apfeldicksaft aufkochen lassen. Die Zitronenmelisse in eine Schüssel geben, die Limetten-Soße über die Zitronenmelisse träufeln und 15 Minuten ziehen lassen. Die Flüssigkeit in eine Gefrierdose geben und in das Gefrierfach stellen. Nach etwa 30 Minuten, wenn der Rand leicht gefroren ist, die Masse in einem Stabmixer pürieren und nochmals für mindestens 30 Minuten ins Gefrierfach stellen.

Die Erdbeer-Spalten auf 4 Schalen verteilen und mit dem Zitronenmelisse-Sorbet servieren.

Nährwerte pro Portion: 110 kcal, 1 g Fett, 24 g Kohlenhydrate, 1 g Eiweiß

Exotischer Obstsalat mit Chiasamen

Zutaten für zwei Portionen:

200 g Wassermelone in kleine Würfel geschnitten ☆ 200 g Cantaloupe-Melone in kleine Würfel geschnitten

2 Pfirsiche in kleine Würfel geschnitten ☆ 2 Passionsfrüchte, Fruchtfleisch auslöffeln ☆ 2 Esslöffel Chiasamen

50 ml Kokoswasser ☆ 1 Esslöffel grob gehackte Minze

Zubereitung:

Das Fruchtfleisch der Passionsfrucht und die Chiasamen für etwa 15 Minuten im Kokoswasser einweichen lassen. Die Masse gut verrühren. Die Früchte in Schichten auf 2 hohe Gläser verteilen und je 1 Esslöffel Chiasamen-Masse zwischen eine Fruchtschicht geben. Mit Minzblättern garnieren und sofort servieren.

Nährwertangaben pro Portion: 129 kcal, 4 g Fett, 19 g Kohlenhydrate, 4 g Eiweiß

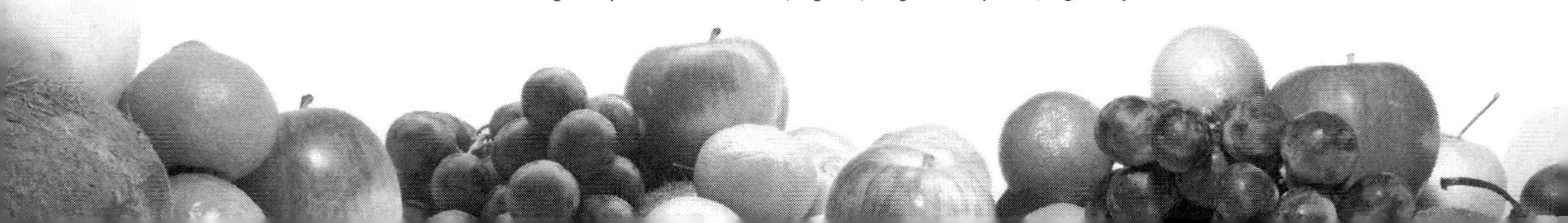

Apfelmus mit Zimt und Rosinen

Zutaten für 3 Portionen:

6 Äpfel, geschält und in grobe Stücke geschnitten ☆ 6 Esslöffel Wasser ☆ Saft einer Bio-Zitrone

3 Esslöffel Rosinen ☆ 1 Teelöffel Zimt

Zubereitung:

Die Apfelwürfel mit dem Zitronensaft und dem Wasser in einem Topf aufkochen lassen. Zugedeckt etwa 20 Minuten weich kochen lassen. Nun die Apfel-Masse mit einem Stabmixer pürieren und das Apfelmus erneut aufkochen lassen. Die Rosinen und den Zimt unterrühren und in drei hohe Gläser füllen. Entweder sofort warm genießen oder abkühlen lassen.

Nährwerte pro Portion: 64 kcal, 0 g Fett, 24 g Kohlenhydrate, 0 g Eiweiß

Melonen-Schoko-Pops

Zutaten für 24 Sticks:

1 Kugelausstecher ☆ 24 Pop Sticks ☆ 1 kleine Wassermelone in der Hälfte geschnitten

1 kleine Honigmelone in der Hälfte geschnitten ☆ 50 g ungesüßtes Kakaopulver ☆ 50 ml Kokosöl

Zubereitung:

Aus der Wassermelone und der Honigmelone je 12 Kugeln ausstechen und die Melonenkugeln in die Pop-Sticks stecken. Die Sticks auf ein Backpapier legen.

Eine kleine Schüssel bereitstellen und das Kakaopulver und das Kokosöl vermengen. Nun die Melonen-Pops in die Kakao-Mischung tunken, sodass die ganze Kugel schokoladig aussieht. Am besten sofort genießen.

Nährwerte pro Pop-Stick: 110 kcal, 8 g Fett, 2 g Kohlenhydrate, 0 g Eiweiß

Salate

Gerade in den Sommermonaten oder abends haben viele Menschen Lust auf einen frischen und knackigen Salat. Hier finden Sie verschiedene und ausgefallene Salat-Kreationen.

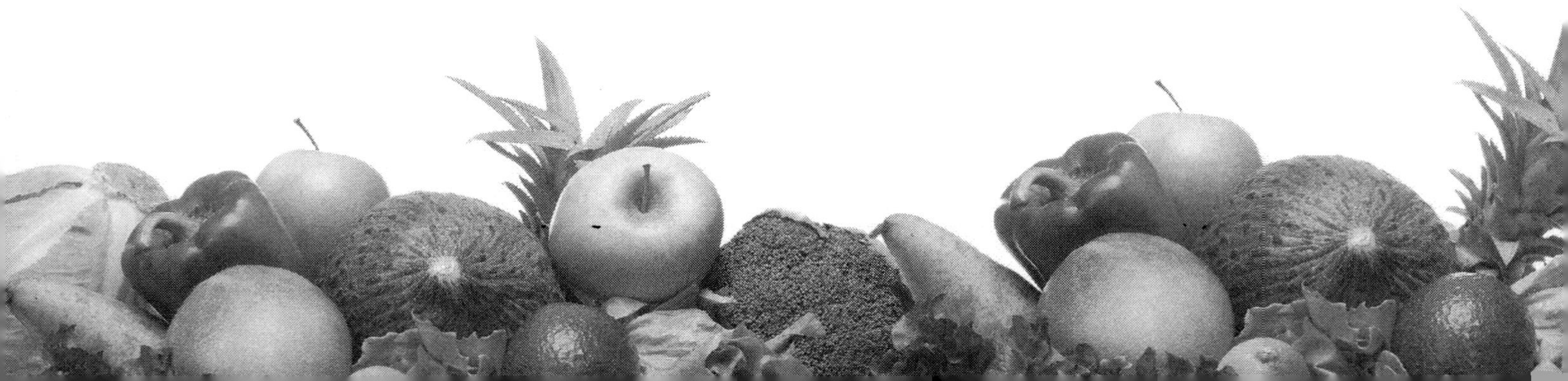

Grüner Salat mit saftigen Tempeh-Spießen

Info: Tempeh besteht aus fermentierten Sojabohnen und zählt zu den hochwertigen Lebensmitteln.

Zutaten für zwei Portionen:

Für den Salat:

150 g Edamame (ohne Schoten) ☆100 Tiefkühlerbsen☆5 Radieschen in feine Scheiben geschnitten

Saft und Abrieb einer halben Bio-Zitrone☆3 Esslöffel Olivenöl☆1 Teelöffel Yacon-Sirup

Je 2 Esslöffel fein gehackte Minze und Petersilie

Für die Tempeh-Spieße:

220 g Tempeh in etwa 12 Würfel geschnitten☆1 rote Paprikaschote in 12 Würfel geschnitten

4 Frühlingszwiebeln in kleine Ringe geschnitten☆Je 2 Esslöffel Kokosöl und Tamari☆1 Teelöffel geriebener Ingwer

Zubereitung:

Gesalzenes Wasser in einem Topf zum Kochen bringen. Währenddessen den Tempeh, die Paprikastücke, die Frühlingszwiebel, den Ingwer und das Kokosöl in einen Gefrierbeutel oder in eine andere Tüte legen. Mit Pfeffer und Tamari würzen. Die Tüte so lange schütteln, bis alles gut mariniert und vermischt ist. Die Zutaten sollten für eine halbe Stunde in den Kühlschrank, um gut durchzuziehen.

Nun die Edamame in das kochende Wasser geben und nach etwa 5 Minuten die Erbsen hinzufügen. Alles etwa eine Minute köcheln lassen, sodass das Gemüse noch knackig ist. Das Gemüse in einem Sieb kalt abspülen und in eine Salatschüssel füllen. Die anderen Zutaten für den Salat, bis auf die Radieschen, mit in die Schüssel geben und vermischen. Kurz vor dem Servieren die Radieschen dazugeben, damit sie nicht verfärben. Tempeh, Paprika und Frühlingszwiebel abwechselnd auf die Holzspieße stecken, Öl in einer Pfanne erhitzen und von allen Seiten scharf anbraten. Spieße und Salat zusammen servieren.

Nährwerte pro Portion: 514 kcal, 26 g Fett, 32 g Kohlenhydrate, 37 g Eiweiß

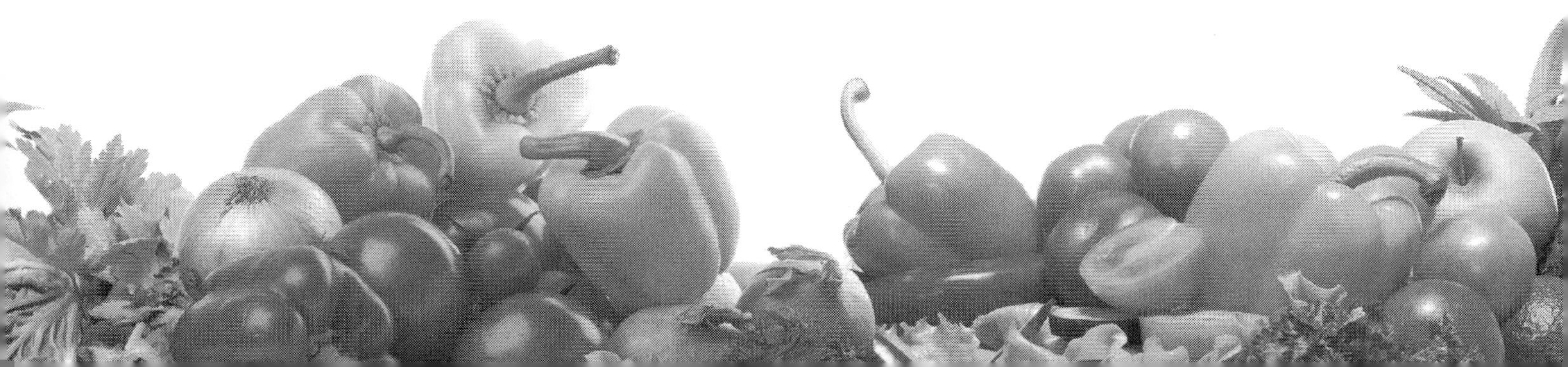

Apfel-Möhrensalat

Zutaten für zwei Portionen:

3 grob geriebene Möhren ☆ 1 roter Apfel in Viertel geschnitten ☆ 1 Frühlingszwiebel in Scheiben geschnitten

Je 2 Esslöffel Kresse und Dill

Für das Dressing:

1 frisch gepresste Bio-Orange ☆ 2 Esslöffel Olivenöl ☆ 1 Esslöffel Apfeldicksaft ☆ 1 Teelöffel Senf ☆ Meersalz und Pfeffer

Zubereitung:

Alle Zutaten für das Dressing in einer Salatschüssel verrühren, die Möhren und Äpfel darin vermengen und mit Salz und Pfeffer abschmecken. Auf 2 Tellern anrichten und mit Frühlingszwiebeln, Dill und Kresse garnieren.

Nährwerte pro Portion: 286 kcal, 16 g Fett, 22 g Kohlenhydrate, 2 g Eiweiß

Gemischter Herbst-Salat

Zutaten für zwei Portionen:

2 Handvoll Grünkohlblätter in feine Streifen geschnitten ☆ 2 Handvoll Rucola-Salat ☆ 2 Handvoll Kirschtomaten, halbiert

100 g grüne Weintrauben ☆ 1 Möhre in Streifen gerieben ☆ Je 1 Esslöffel Kürbiskerne und Sonnenblumenkerne

Für das Dressing:

4 Esslöffel Olivenöl ☆ Zitronensaft einer halben Bio-Zitrone ☆ 2 Esslöffel Heidelbeeren ☆ 2 Esslöffel Kresse ☆ Meersalz und Pfeffer

Zubereitung:

Alle Zutaten für das Dressing in einer Salatschüssel vermengen. Nun den Salat und die restlichen Zutaten dazugeben und gut verrühren. Auf 2 Teller verteilen und mit den Kernen garnieren.

Nährwerte pro Portion: 292 kcal, 20 g Fett, 33 g Kohlenhydrate, 6 g Eiweiß

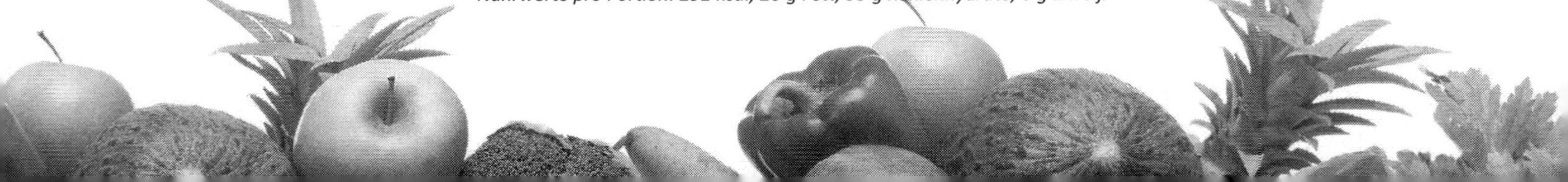

Blumenkohlsalat

Zutaten für zwei Portionen:

400 g Blumenkohl-Röschen

Für das Dressing:

4 Esslöffel Olivenöl ☆ 4 Esslöffel Wasser ☆ Zitronensaft einer halben Bio-Zitrone ☆ 2 Esslöffel weißes Mandelmus
1 Teelöffel milder Senf ☆ 2 Esslöffel fein gehackter Koriander ☆ Je 1 Prise Kurkuma und Kümmel ☆ Meersalz und Pfeffer

Zubereitung:

Die Blumenkohl-Röschen im gesalzenen Wasser etwa 5 Minuten kochen, in eine Salatschüssel geben und abkühlen lassen. Währenddessen alle Zutaten für das Dressing, bis auf den Koriander, in den Standmixer geben und pürieren. Über den abgekühlten Blumenkohl gießen, gut verrühren und 30 Minuten im Kühlschrank ziehen lassen.
Vor dem Servieren mit Koriander garnieren.

Nährwerte pro Portion: 207 kcal, 15 g Fett, 9 g Kohlenhydrate, 6 g Eiweiß

Mandel-Sellerie-Salat

Zutaten für vier Portionen:

2 fein geriebene Sellerieknollen ☆ 1,5 geriebene rote Äpfel, 1/2 Apfel in Scheiben geschnitten ☆ 100 g feine Mandelkerne

Für das Dressing:

200 ml Mandelsahne ☆ Zitronensaft einer halben Bio-Zitrone ☆ 2 Esslöffel gehackter Schnittlauch ☆ Meersalz und Pfeffer

Zubereitung:

Die Zutaten für das Dressing in einer Salatschüssel gut vermengen und die geriebene Sellerie, den geriebenen Apfel und die Mandeln einrühren. Mit Salz und Pfeffer würzen, auf Tellern anrichten und mit Schnittlauch sowie den Apfelscheiben garnieren.

Nährwerte pro Portion: 286 kcal, 23 g Fett, 12 g Kohlenhydrate, 8 g Eiweiß

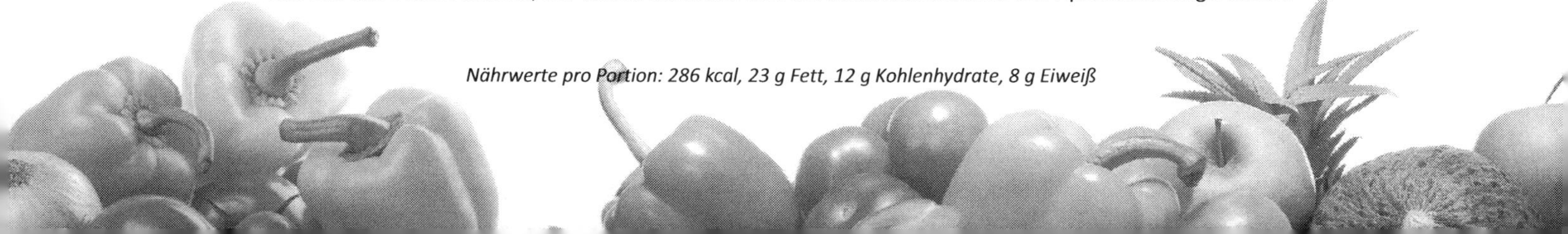

Kohlrabi-Pastinaken-Salat

Zutaten für zwei Portionen:

1 großer, geriebener Kohlrabi ☆ 2 grob geriebene Pastinaken ☆ 2 grob geriebene Äpfel

Für das Dressing:

5 Esslöffel Mandelsahne ☆ 2 Esslöffel Olivenöl ☆ 1 Esslöffel Meerrettichpaste ☆ 2 Esslöffel Zitronensaft von einer Bio-Zitrone
3 Esslöffel gehackte Petersilie ☆ Meersalz und Pfeffer

Zubereitung:

Die ganzen Zutaten für das Dressing in einer Salatschüssel verrühren und mit Salz und Pfeffer abschmecken. Nun den Kohlrabi, die Äpfel und die Pastinaken mit in der Schüssel vermengen. Mindestens 20 Minuten im Kühlschrank ziehen lassen und servieren.

Nährwerte pro Portion: 187 kcal, 13 g Fett, 13 g Kohlenhydrate, 2 g Eiweiß

Grüner-Bohnen-Salat

Zutaten für zwei Portionen:

500 g halbierte Prinzessbohnen ☆ 2 fein gewürfelte Frühlingszwiebeln ☆ 1 klein gepresste Knoblauchzehe
1 Liter Gemüsebrühe ☆ 4 Esslöffel Olivenöl ☆ 2 Esslöffel Bohnenkraut ☆ Meersalz und Pfeffer

Zubereitung:

Die Bohnen mit der Gemüsebrühe in einem Topf zum Kochen bringen, bis die Bohnen bissfest sind. Frühlingszwiebeln und Knoblauch hinzufügen und eine Minute köcheln lassen.

Die Bohnen abgießen, in eine Salatschüssel füllen und abkühlen lassen. Mit Bohnenkraut, Salz und Pfeffer würzen, Olivenöl darüber träufeln und für eine Stunde im Kühlschrank ziehen lassen.

Nährwerte pro Person: 244 kcal, 21 g Fett, 10 g Kohlenhydrate, 6 g Eiweiß

Romanasalat mit Avocado

Zutaten für vier Portionen:

4 Handvoll Romanasalat ☆ 1 Möhre in Streifen geschnitten ☆ 1 roter Apfel in Würfel geschnitten

1 Avocado in Scheiben geschnitten ☆ 1 Esslöffel grob gehackte Pistazien

Für das Dressing:

Saft einer Bio-Orange ☆ Limettensaft einer Bio-Limette ☆ 4 Esslöffel Olivenöl ☆ 2 Teelöffel Senf ☆ Meersalz und Pfeffer

Zubereitung:

Alle Zutaten für den Salat in eine Schüssel geben, die Zutaten für das Dressing in einer Schale miteinander verrühren und über den Salat träufeln. Auf Tellern anrichten und mit Pistazien garnieren.

Nährwerte pro Portion: 419 kcal, 31 g Fett, 24 g Kohlenhydrate, 7 g Eiweiß

Frischer Feldsalat mit Champignons

Zutaten für zwei Portionen:

4 Handvoll Feldsalat ☆ 200 g Champignons in Scheiben geschnitten ☆ 1 rote Zwiebel fein gewürfelt

2 Esslöffel Walnusskerne ☆ 1 Esslöffel Walnussöl

Für das Dressing:

Je 2 Esslöffel Olivenöl, Balsamico-Essig und Wasser ☆ 1 Teelöffel Senf ☆ Meersalz und Pfeffer

Zubereitung:

Das Walnussöl in einer Pfanne erhitzen und die Zwiebeln und Champignons für 5 Minuten anbraten. Die ganzen Zutaten für das Dressing in einer Salatschüssel verrühren, den Feldsalat dazugeben und gründlich vermengen.

Den Salat auf 2 Teller verteilen, die Champignons darüberlegen und mit Walnusskernen garnieren.

Nährwerte pro Portion: 188 kcal, 16 g Fett, 3 g Kohlenhydrate, 7 g Eiweiß

Salatbowl mit Ingwer

Zutaten für zwei Portionen:

1/2 Kopf Rotkohl in Streifen geschnitten ☆ 1 Zucchini mit Spiralschneider in Spaghetti-Form geschnitten

1 geriebene Möhre ☆ 2 Esslöffel gehackte Nüsse nach Wahl

Für das Dressing:

5 Esslöffel Olivenöl ☆ 2 Esslöffel Apfelessig ☆ 1 kleines Stück geriebener Ingwer ☆ 1 Esslöffel Mandelmus ☆ Meersalz und Pfeffer

Zubereitung:

Das Gemüse auf zwei Tellern anrichten und alle Zutaten für das Dressing in einer kleinen Schüssel verrühren. Das Dressing über das Gemüse träufeln und mit Nüssen garnieren.

Nährwerte pro Portion: 361 kcal, 34 g Fett, 10 g Kohlenhydrate, 5 g Eiweiß

Rote-Bete-Salat mit Walnüssen

Zutaten für zwei Portionen:

400 g frische Rote Bete in Würfel geschnitten ☆ 1 rote Zwiebel fein gehackt

5 Esslöffel Walnusskerne ☆ 2 Esslöffel frischer Thymian

Für das Dressing:

3 Esslöffel Leinöl ☆ 1 Esslöffel Apfelessig ☆ 1 Esslöffel Apfeldicksaft ☆ Meersalz und Pfeffer

Zubereitung:

Die Zutaten für das Dressing in einer Salatschüssel vermengen und die Rote Bete, Walnusskerne und Thymian hinzufügen. Gründlich vermengen und auf 2 Tellern anrichten.

Nährwerte pro Portion: 171 kcal, 14 g Fett, 8 g Kohlenhydrate, 3 g Eiweiß

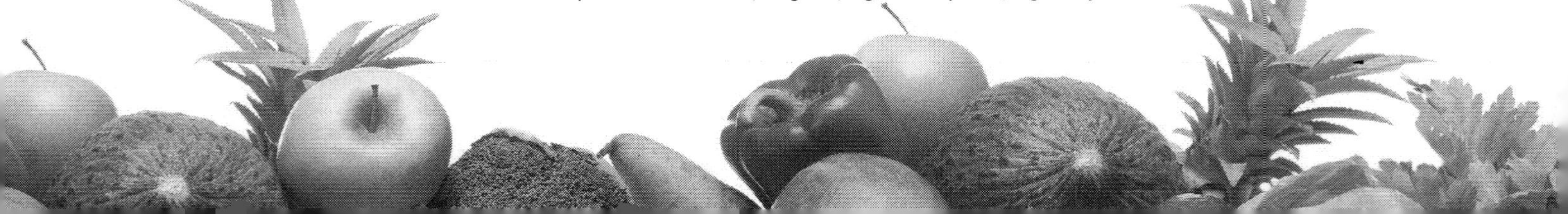

Algen-Salat

Zutaten für zwei Portionen

1 Bio-Salatgurke in Streifen geschnitten ☆ 10 g Meeres-Spaghetti (15 Minuten im Wasser einweichen lassen)

100 g Mungo-Sprossen ☆ 2 Esslöffel geröstete Sesamsamen ☆ Je 2 Esslöffel Koriander und Basilikum

Für das Dressing:

Saft einer kleinen Bio-Limette ☆ 3 Esslöffel Sesamöl ☆ 1 Esslöffel Reisessig ☆ Himalaja-Salz und Pfeffer

Zubereitung:

Die Meeres-Spaghetti im gesalzenen Wasser al dente kochen. Währenddessen alle Zutaten für das Dressing in einer Salatschüssel vermengen.

Die Gurken und die Meeres-Spaghetti unterrühren und 15 Minuten ziehen lassen.

Den Salat auf 2 Teller verteilen und mit Basilikum, Koriander, Sprossen und Sesam garnieren.

Nährwerte pro Portion: 143 kcal, 10 g Fett, 6 g Kohlenhydrate, 6 g Eiweiß

Italienischer Tomatensalat

Zutaten für zwei Portionen:

200 g halbierte Kirschtomaten ☆ 10 schwarze, halbierte Oliven ☆ 1 kleine rote Zwiebel, fein gewürfelt

2 Handvoll Rucola

Für das Dressing:

4 Esslöffel Olivenöl ☆ Saft einer halben Bio-Zitrone ☆ 2 Esslöffel Oregano ☆ Meersalz und Pfeffer

Zubereitung:

Alle Zutaten für das Dressing in einer Schüssel vermengen und die Tomaten, die Oliven, den Rucola und die Zwiebeln unterrühren.

Auf 2 Tellern anrichten und sofort servieren.

Nährwerte pro Portion: 353 kcal, 23 g Fett, 51 g Kohlenhydrate, 8 g Eiweiß

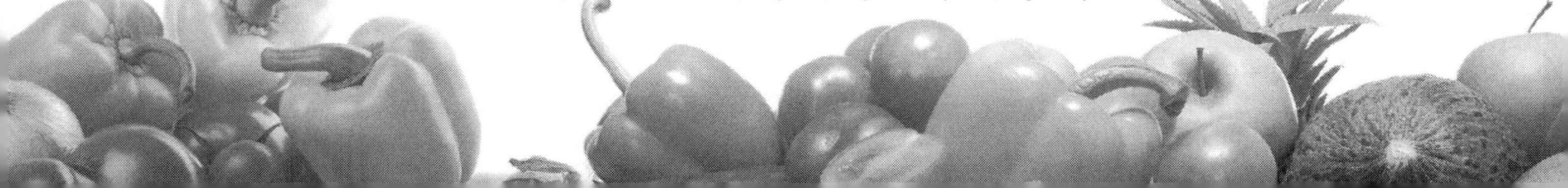

Chicoréesalat mit Kurkuma

Zutaten für zwei Portionen:

2 Chicorée ☆ 1 Avocado in Scheiben geschnitten ☆ 1 Mango in Würfel geschnitten

Für das Dressing:

Je 2 Esslöffel Wasser und Saft einer Bio-Zitrone ☆ 1 Teelöffel Tahini ☆ 1 Teelöffel Kurkumapulver ☆ Meersalz und Pfeffer

Zubereitung:

Alle Zutaten für das Dressing in einer kleinen Schüssel verrühren.

Auf 2 Tellern die Chicorée-Blätter und die Avocado-Scheiben anrichten, in die Mitte des Tellers die Mango-Würfel platzieren und den Salat mit Dressing beträufeln.

Nährwerte pro Portion: 268 kcal, 15 g Fett, 27 g Kohlenhydrate, 4 g Eiweiß

Orange-Fenchel-Salat

Zutaten für zwei Personen:

2 Fenchelknollen in feine Streifen geschnitten ☆ 2 Orangen, 1 geviertelt und 1 ausgepresst ☆ 1 roter Apfel in Scheiben geschnitten

1 rote Zwiebel in feine Streifen geschnitten ☆ 1 Handvoll grob gehackte Walnusskerne ☆ 4 Esslöffel Walnussöl

1 Strauch frische Minze ☆ Meersalz und Pfeffer

Zubereitung:

Den Fenchel zusammen mit dem Walnussöl, dem Orangensaft, Salz und Pfeffer in einer Salatschüssel vermengen. Die Orangenfilets, die Äpfel, die Minze und Zwiebeln dazugeben.

Den Salat auf 2 Tellern servieren und mit Walnusskernen garnieren.

Nährwerte pro Portion: 311 kcal, 15 g Fett, 33 g Kohlenhydrate, 9 g Eiweiß

Sommerlicher Wassermelonensalat

Zutaten für vier Portionen:

1 mittelgroße Wassermelone, Schale entfernt und in feine Scheiben geschnitten ☆ 1 Salatgurke mit einem Sparschäler in Streifen geschnitten 100 g veganer Frischkäse ☆ 2 Handvoll Rucola

Für das Dressing:

Saft einer Bio-Zitrone + 1/2 Teelöffel Abrieb ☆ 4 Esslöffel Olivenöl ☆ 1 Teelöffel Senf ☆ 1 Esslöffel gehackter Thymian ☆ Meersalz und Pfeffer

Zubereitung:

Alle Zutaten für das Dressing in einer Schüssel verrühren. Anschließend die Wassermelonen, die Gurkenstreifen und den Rucola auf 4 Teller anrichten, mit Dressing übergießen und mit dem veganen Frischkäse garnieren.

Nährwerte pro Portion: 237 kcal, 15 g Fett, 6 g Kohlenhydrate, 17 g Eiweiß

Zucchini-Salat

Zutaten für zwei Portionen:

2 Zucchini in Scheiben geschnitten ☆ 1 fein gewürfelte gelbe Paprika

Für das Dressing:

3 Esslöffel Olivenöl ☆ 3 Esslöffel Apfelessig ☆ 1 Teelöffel Senf ☆ 1 kleiner Strauch Minze ☆ 1 Strauch Basilikum

Zubereitung:

Das Öl in einer Pfanne erhitzen, die Zucchini und die Paprika 1 Minute anbraten und auf einem Küchenpapier abtropfen lassen.
Die Zutaten für das Dressing in einer Salatschüssel verrühren und mit Zucchini und Paprika vermengen. Auf 2 Tellern anrichten und mit Minze und Basilikum garnieren.

Nährwerte pro Portion: 303 kcal, 22 g Fett, 18 g Kohlenhydrate, 6 g Eiweiß

Papaya-Salat mit Rettich

Zutaten für zwei Portionen:

1 Rettich fein gerieben ☆ 1 große Papaya geschält und in kleine Würfel geschnitten ☆ 2 Esslöffel Kokosraspeln

Für das Dressing:

4 Esslöffel Limettensaft + 1 Teelöffel Abrieb einer Bio-Limette ☆ 4 Esslöffel Olivenöl ☆ 1 Teelöffel Apfelessig ☆ Meersalz und Pfeffer

Zubereitung:

Alle Zutaten für das Dressing in einer Salatschüssel vermengen, die Papaya und den Rettich hinzufügen, auf 2 Tellern anrichten und mit Kokosraspeln garnieren.

Nährwerte pro Portion: 223 kcal, 13 g Fett, 18 g Kohlenhydrate, 6 g Eiweiß

Cremiger Krautsalat

Zutaten für zwei Portionen:

1 kleinen Kopf Weißkohl in feine Streifen geschnitten ☆ 2 Esslöffel Kräuter nach Wahl

Für das Dressing:

2 Esslöffel vegane Mayonnaise ☆ 2 Esslöffel Apfelessig ☆ 1 Teelöffel Senf ☆ Meersalz und Pfeffer

Zubereitung:

Alle Zutaten für das Dressing in einer Salatschüssel verrühren und den Weißkohl sowie die Kräuter hinzufügen. Den Salat mindestens eine Stunde ziehen lassen und bei Bedarf nochmal mit Salz und Pfeffer abschmecken.

Nährwerte pro Portion: 111 kcal, 8 g Fett, 7 g Kohlenhydrate, 2 g Eiweiß

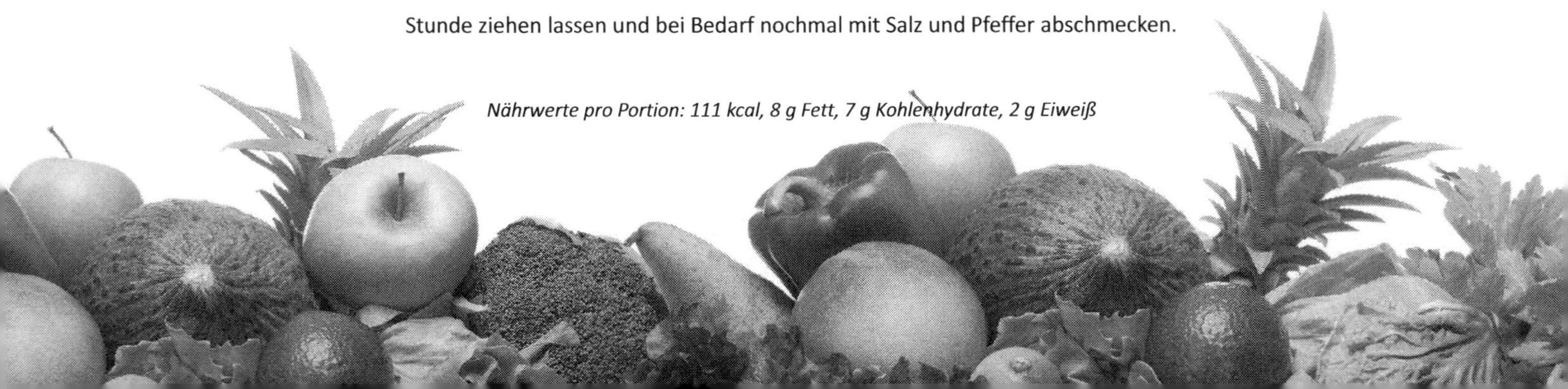

Vitaminreicher Wintersalat

Zutaten für zwei Portionen:

400 g geschälte Schwarzwurzeln mit frischem Zitronensaft vermengt ☆ 1 Esslöffel Olivenöl

2 geschälte Mandarinen ☆ 2 Handvoll Feldsalat ☆ 2 Esslöffel Walnusskerne

Für das Dressing:

3 Esslöffel Walnussöl ☆ 3 Esslöffel Zitronensaft einer Bio-Zitrone ☆ Meersalz und Pfeffer

Zubereitung:

Das Olivenöl in einer Pfanne erhitzen, die Schwarzwurzeln in längliche Stücke schneiden, für 4 Minuten anbraten, vom Herd nehmen und abkühlen lassen.

Währenddessen alle Zutaten für das Dressing in einer Schüssel vermengen und die Schwarzwurzeln zum Dressing geben.

Den Feldsalat und die Mandarinen auf 2 Teller verteilen und die Schwarzwurzeln mit dem Dressing darüber geben. Mit Walnusskernen garnieren und sofort servieren.

Nährwerte pro Portion: 291 kcal, 20 g Fett, 18 g Kohlenhydrate, 7 g Eiweiß

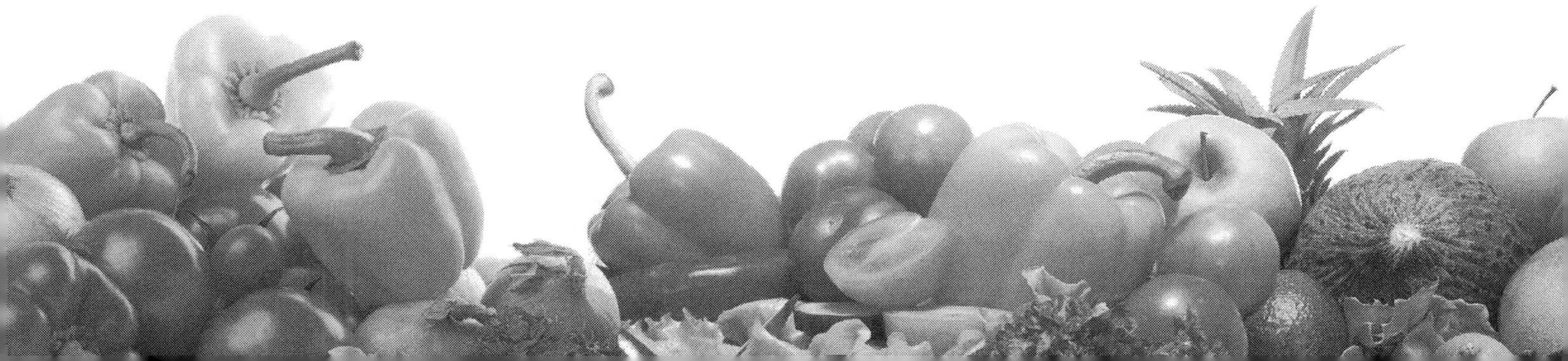

Suppen & Eintöpfe

Suppen wärmen den Körper von innen und tun der Seele gut. Sie eignen sich für kalte Tage, als erstes Nahrungsmittel nach einer Fastenkur, als Vorspeise oder wenn Sie einfach mal eine leichte Mahlzeit benötigen.

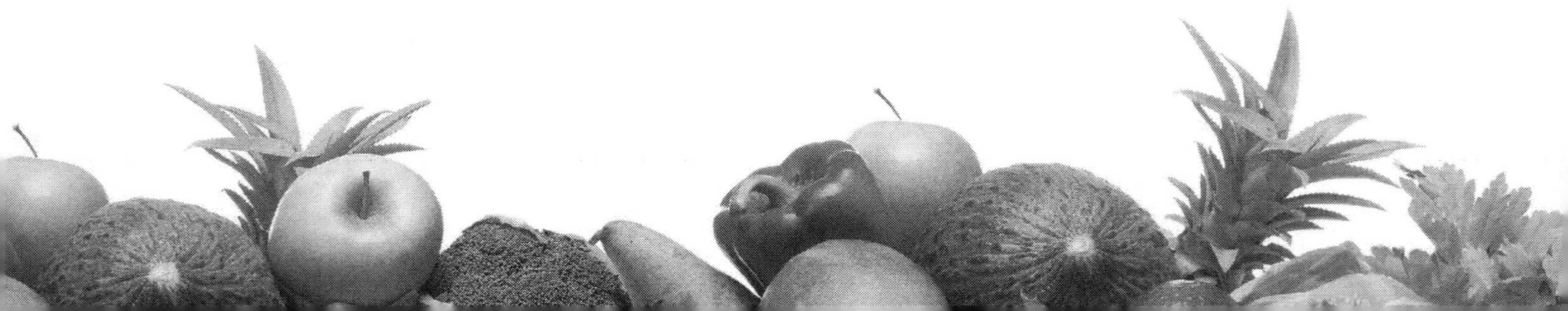

Linseneintopf mit Safran und Granatapfel

Zutaten für zwei Portionen:

130 g Beluga-Linsen (einen Tag vorher einweichen) ☆ 2 Möhren in Scheiben geschnitten ☆ 1/2 rote Zwiebel, gewürfelt
1 Knollensellerie ☆ 1 klein gehackte Knoblauchzehe ☆ Kerne eines Granatapfels ☆ 2 Esslöffel Kokosraspeln ☆ 600 ml Gemüsebrühe
2 Esslöffel Kokosöl ☆ 1 Esslöffel Mandelmus ☆ 1 Esslöffel Sojasoße ☆ 1 Teelöffel fein gehackter Ingwer ☆ 2 Prisen Kardamom
2 Briefchen Safran (entspricht 1,25 g)

Zubereitung:

Das Kokosöl in einem Topf erhitzen. Zwiebeln, Sellerie, Möhren, Knoblauch, Ingwer und Safran für 3 Minuten anbraten. Danach mit der Gemüsebrühe ablöschen und mit Kardamom und Sojasoße würzen.
Die eingeweichten Linsen abgießen und zum Gemüse geben. Der Eintopf sollte etwa 25 Minuten auf dem Herd bei mittlerer Hitze köcheln. Zwischendurch gut umrühren. Nun das Mandelmus in den Eintopf geben, kurz erwärmen, danach auf zwei Tellern anrichten und mit Kokosraspeln und Granatapfelkernen garnieren.

Nährwerte pro Portion: 578 kcal, 41 g Fett, 43 g Kohlenhydrate, 13 g Eiweiß

Brunnenkresse-Suppe

Zutaten für zwei Portionen:

100 g Brunnenkresse oder Gartenkresse ☆ 3 Pastinaken in kleine Stücke geschnitten ☆ 1 Lauchzwiebel in feine Ringe geschnitten
500 ml Gemüsebrühe ☆ 100 ml Mandelsahne ☆ 1 Esslöffel Olivenöl ☆ 1 Teelöffel Meersalz ☆ 1 Esslöffel Hanföl

Zubereitung:

Das Olivenöl in einem Topf erhitzen und die Pastinaken und Lauchzwiebeln 3 Minuten anbraten. Mit Gemüsebrühe ablöschen, 15 Minuten köcheln lassen und die Kresse mit in den Topf geben. Die Mandelsahne und das Salz unterrühren und mit einem Stabmixer pürieren.
Auf Tellern verteilen und Hanföl darüber träufeln.

Nährwerte pro Portion: 309 kcal, 22 g Fett, 19 g Kohlenhydrate, 4 g Eiweiß

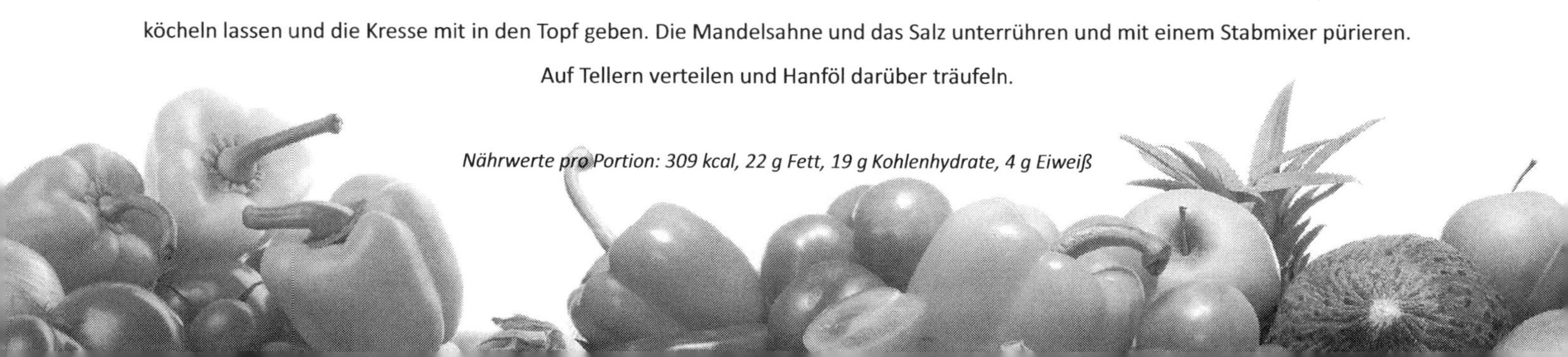

Suppe nach Gulaschart mit Pilzen

Zutaten für 2 Portionen:

2 große Kartoffeln (festkochend) geschält und in kleine Würfel geschnitten ☆Je 1 rote, grüne und gelbe Paprika in kleine Streifen geschnitten 1 rote klein gehackte Zwiebel☆100 g Champignons in Scheiben geschnitten☆100 g Kräuterseitlinge in Scheiben geschnitten 2 Fleischtomaten in Würfel geschnitten☆1 Stangensellerie fein gehackt☆600 ml Gemüsebrühe Je 2 Esslöffel Tomatenmark und Sojasoße ☆4 Esslöffel Kokosöl☆2 Teelöffel Paprikapulver☆1 Lorbeerblatt☆1 Esslöffel frischer Thymian

Zubereitung:

Einen Topf mit 2 Esslöffeln Erdnussöl erhitzen und die Zwiebeln, Paprika, Sellerie und Kartoffelwürfel für 2 Minuten leicht anbraten. Das Tomatenmark unterrühren und mit der Gemüsebrühe ablöschen. Mit Sojasoße, Paprikapulver, Thymian sowie dem Lorbeerblatt würzen und bei mittlerer Hitze 20 Minuten köcheln lassen. Die Tomaten dazugeben, 5 Minuten weiter kochen lassen und mit Salz und Pfeffer abschmecken. Mit dem restlichen Kokosöl eine Pfanne erhitzen und darin die Pilze anbraten sowie mit Sojasoße ablöschen. Auf 2 Tellern servieren und mit den Pilzen garnieren.

Nährwerte pro Portion: 476 kcal, 27 g Fett, 42 g Kohlenhydrate, 14 g Eiweiß

Blumenkohl-Cremesuppe

Zutaten für vier Personen

500 g Blumenkohl in Röschen geschnitten☆1 Liter Gemüsebrühe☆1 rote Zwiebel, fein gewürfelt☆4 Esslöffel weißes Mandelmus 2 Esslöffel Erdnussöl☆2 Esslöffel gehackte Petersilie☆Je 1 Prise Meersalz und Pfeffer

Zubereitung:

Das Erdnussöl in einem Topf erhitzen, die Zwiebeln scharf anbraten und die Blumenkohl-Röschen hinzugeben. Diese etwa 2 Minuten anbraten, mit Gemüsebrühe ablöschen und 15 Minuten köcheln lassen. Die Suppe mit Salz und Pfeffer abschmecken und in einem Standmixer pürieren. Wieder in den Topf füllen und das Mandelmus sowie den Muskat unterrühren. Die Suppe auf 4 Teller verteilen und mit Petersilie garnieren.

Nährwerte pro Portion: 171 kcal, 12 g Fett, 8 g Kohlenhydrate, 6 g Eiweiß

Basische Minestrone

Zutaten für vier Personen:

2 Zucchini in Scheiben geschnitten ☆ 2 große Kartoffeln in Würfel geschnitten ☆ 1 Stange Lauch in Scheiben geschnitten
2 Möhren in Scheiben geschnitten ☆ 1 Knollensellerie in Scheiben geschnitten ☆ 1 Liter Gemüsebrühe ☆ 2 Esslöffel Olivenöl
3 Esslöffel Sojasoße ☆ 2 Esslöffel Tomatenmark ☆ 2 Esslöffel fein gehacktes Basilikum ☆ 1 Esslöffel frischer Thymian
2 Prisen Meersalz ☆ 1 Prise Cayennepfeffer

Zubereitung:

Das Olivenöl in einem Topf erhitzen und die Möhren, die Sellerie und den Lauch für 5 Minuten dünsten. Mit Gemüsebrühe ablöschen und das Tomatenmark einrühren. Nun die Kartoffeln in die Suppe geben und 15 Minuten köcheln lassen. Sojasoße und Kräuter hinzufügen und mit Salz und Pfeffer abschmecken.

Nährwerte pro Person: 147 kcal, 6 g Fett, 18 g Kohlenhydrate, 4 g Eiweiß

Zucchinisuppe

Zutaten für vier Personen:

3 große Zucchini, 1 in kleine Stücke gewürfelt und 2 in Scheiben geschnitten ☆ 2 große, mehligkochende Kartoffeln in kleine Stücke geschnitten
1 große Möhre in Scheiben geschnitten ☆ 1 rote Zwiebel grob gewürfelt ☆ 2 Esslöffel geröstete Mandelkerne
1 klein gepresste Knoblauchzehe ☆ 1 Liter Gemüsebrühe ☆ 2 Esslöffel Olivenöl ☆ 2 Esslöffel weißes Mandelmus
1 Esslöffel Sojasoße ☆ 3 Esslöffel Kräuter nach Wahl ☆ 2 Prisen schwarzer Pfeffer ☆ 1 Prise Meersalz

Zubereitung:

1 Esslöffel Olivenöl in einem Topf erhitzen, Zwiebeln und Möhren scharf anbraten, Kartoffeln und Knoblauch für 1 Minute andünsten und mit der Gemüsebrühe ablöschen. Mit Salz und Pfeffer würzen und für 15 Minuten köcheln lassen. In den letzten 5 Minuten die Zucchinischeiben kochen und die Suppe zusammen mit den Kräutern im Standmixer pürieren. Sobald die Suppe wieder im Topf ist, Mandelmus und Sojasoße einrühren.

Nochmals einen Topf oder eine kleine Pfanne mit 1 Esslöffel Olivenöl erhitzen und die Zucchiniwürfel anbraten. Die Suppe mit den Zucchiniwürfeln und den Mandelsplittern garnieren.

Nährwerte pro Portion: 91 kcal, 10 g Fett, 17 g Kohlenhydrate, 7 g Eiweiß

Sommerlich-kühle Gurkenschale

Zutaten für vier Personen:

3 Bio-Salatgurken, geschält, 1 halbe in Streifen geschnitten, den Rest grob würfeln ☆ 400 ml Wasser ☆ 2 Esslöffel Olivenöl

2 Esslöffel Saft einer Bio-Zitrone ☆ 3 Esslöffel weißes Mandelmus ☆ 1 Strauch fein gehackter Dill

1 Teelöffel Meersalz ☆ 1 Prise Pfeffer

Zubereitung:

Die Gurkenwürfel mit Wasser und Olivenöl im Standmixer pürieren, Mandelmus und Zitronensaft unterrühren und gut verrühren. Mit Salz und Pfeffer würzen und mit Dill und Gurkenstreifen garnieren.

Nährwerte pro Portion: 160 kcal, 14 g Fett, 5 g Kohlenhydrate, 3 g Eiweiß

Gemüseeintopf mit Kartoffeln

Zutaten für vier Personen:

5 festkochende Kartoffeln in kleine Würfel geschnitten ☆ 5 Möhren in Scheiben geschnitten ☆ 250 g Weißkohl in Streifen geschnitten

1 Sellerie in Würfel geschnitten ☆ 1 Stange Lauch in Ringe geschnitten ☆ 1 kleine Zwiebel in kleine Würfel geschnitten

1 Liter Gemüsebrühe ☆ 4 Esslöffel Olivenöl ☆ 1 Esslöffel Tomatenmark ☆ 1 Esslöffel Sojasoße ☆ 3 Esslöffel fein gehackte Petersilie

1 Esslöffel Majoran ☆ 1 Teelöffel Meersalz ☆ 1 Prise Pfeffer

Zubereitung:

Das Öl in einem Topf erhitzen und den Weißkohl, die Möhren, Sellerie und Zwiebeln für 2 Minuten scharf anbraten. Mit Gemüsebrühe ablöschen und die Kartoffeln und das Tomatenmark in den Topf geben. Mit Sojasoße, Salz und Pfeffer würzen und für 10 Minuten köcheln lassen. Zum Schluss Lauch sowie Majoran hinzufügen und weitere 5 Minuten köcheln lassen. Auf Teller verteilen und mit Petersilie garnieren.

Nährwerte pro Portion: 275 kcal, 12 g Fett, 26 g Kohlenhydrate, 6 g Eiweiß

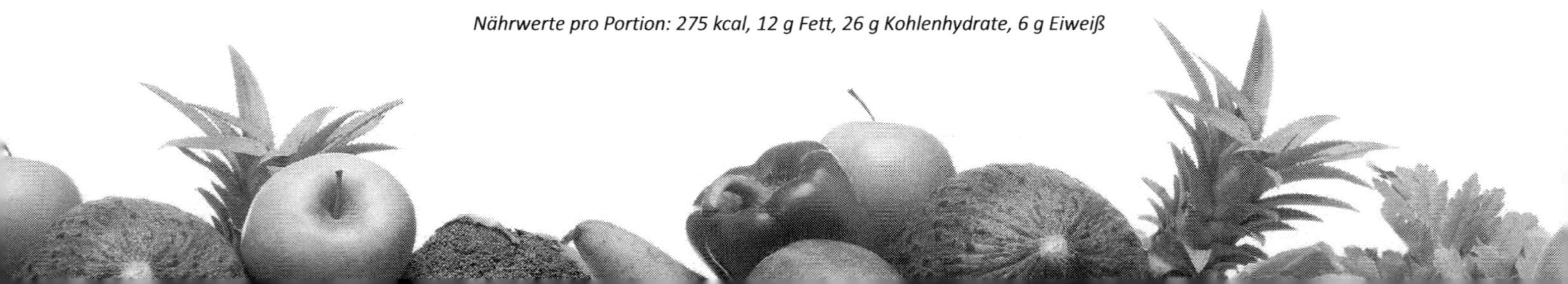

Mandel-Kartoffelsuppe

Zutaten für zwei Portionen:

5 große Kartoffeln in Würfel geschnitten ☆ 2 Möhren in Scheiben geschnitten ☆ 1 Lauchzwiebel, fein gehackt ☆ 1 klein gepresste Knoblauchzehe ☆ 1 Liter Gemüsebrühe ☆ 2 Esslöffel Olivenöl ☆ 2 Esslöffel weißes Mandelmus ☆ 2 Esslöffel fein gehackte Petersilie ☆ 1/2 Teelöffel Meersalz ☆ 1 Prise Pfeffer

Zubereitung:

Das Olivenöl in einem Topf erhitzen und die Lauchzwiebeln und den Knoblauch scharf anbraten. Nun die Möhren, Kartoffeln und Gewürze dazugeben und mit der Gemüsebrühe ablöschen. Die Suppe 20 Minuten köcheln lassen. Etwa eine Kelle Gemüse auf einem Teller beiseitestellen und den Rest in einem Standmixer pürieren. Das Mandelmus einrühren und das Gemüse wieder in den Topf geben. Mit Petersilie garnieren.

Nährwerte pro Portion: 385 kcal, 17 g Fett, 39 g Kohlenhydrate, 7 g Eiweiß

Scharfe Paprikasuppe

Zutaten für zwei Portionen:

4 rote Paprika, 1 in kleine Würfel geschnitten und 3 in grobe Stücke geschnitten ☆ 2 festkochende Kartoffeln in Würfel geschnitten ☆ 1 rote Zwiebel in grobe Stücke geschnitten ☆ 1 klein gepresste Knoblauchzehe ☆ 500 ml Gemüsebrühe ☆ 100 ml Mandelsahne ☆ 2 Esslöffel Olivenöl ☆ 2 Esslöffel Sojasoße ☆ 1 klein gehackte rote Chilischote ☆ 1 Teelöffel Paprikapulver ☆ 1 Esslöffel Rosmarin ☆ Je 1 Prise Salz und Pfeffer

Zubereitung:

1 Esslöffel Olivenöl im Topf erhitzen, die Zwiebeln und die groben Paprikastücke anbraten, Knoblauch, Chili, Paprikapulver und Sojasoße dazugeben und mit der Gemüsebrühe ablöschen. Mit Salz und Pfeffer würzen und 10 Minuten köcheln lassen.

Währenddessen eine Pfanne mit 1 Esslöffel Olivenöl erhitzen und die kleinen Paprikawürfel mit den Kartoffeln anbraten, mit 1 Esslöffel Wasser ablöschen und mit Rosmarin bestreuen.

Die Suppe in 2 Schalen servieren und mit den Kartoffeln sowie Paprikawürfeln garnieren.

Nährwerte pro Portion: 478 kcal, 34 g Fett, 31 g Kohlenhydrate, 8 g Eiweiß

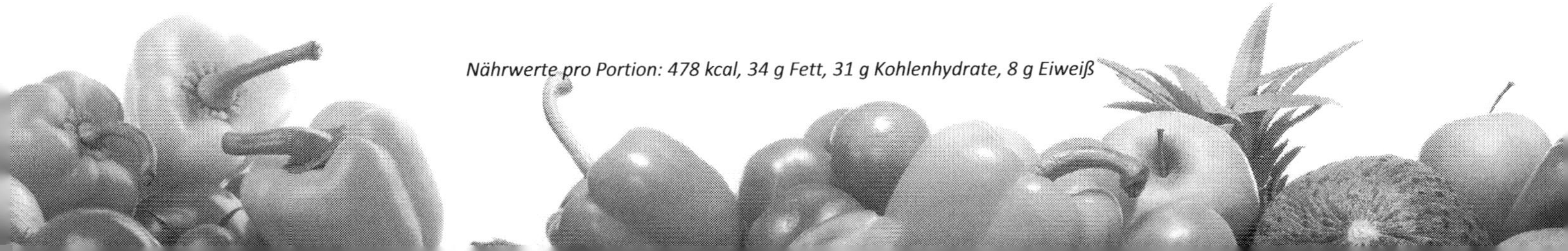

Entschlackende Brennnessel-Suppe

Zutaten für vier Portionen:

200 g frische Brennnessel ☆ 1 große mehligkochende Kartoffel geschält und in Würfel geschnitten

1 kleine Stange Lauch in Würfel geschnitten ☆ 1 Zwiebel in kleine Würfel geschnitten ☆ 1 klein gepresste Knoblauchzehe

1 Teelöffel Zitronensaft + 1 Teelöffel Abrieb einer Bio-Zitrone ☆ 1 Liter Gemüsebrühe ☆ Je 1 Prise Muskat, Meersalz und Pfeffer

Zubereitung:

Das Olivenöl in einem Topf erhitzen und die Zwiebeln und den Knoblauch scharf anbraten. Den Lauch und die Brennnessel hinzufügen, bis die Blätter weich werden und zusammenfallen. Mit der Gemüsebrühe ablöschen und die Kartoffeln in den Topf geben. Das Ganze mit Muskat, Salz und Pfeffer würzen und 15 Minuten köcheln lassen. Nun die Suppe fein pürieren und Zitronensaft und Abrieb unterrühren.

Nährwerte pro Portion: 126 kcal, 7 g Fett, 9 g Kohlenhydrate, 4 g Eiweiß

Cremige Kohlrabi-Suppe

Zutaten für vier Portionen:

2 Kohlrabi in grobe Stücke geschnitten ☆ 2 mehligkochende Kartoffeln in Würfel geschnitten ☆ 1 rote Zwiebel grob in Stücke geschnitten

1 Liter Gemüsebrühe ☆ 200 ml Mandelsahne ☆ 2 Esslöffel Olivenöl ☆ 3 Esslöffel fein gehackte Petersilie

2 Prisen Muskat ☆ Je 1 Prise Meersalz und schwarzer Pfeffer

Zubereitung:

Das Olivenöl in einem Topf erhitzen und Kohlrabi und Zwiebeln für 3 Minuten anbraten. Danach die Kartoffeln dazugeben und mit der Gemüsebrühe ablöschen. Mit Salz und Pfeffer würzen und 15 Minuten köcheln lassen. Die Suppe im Standmixer fein pürieren und die Mandelsahne sowie Muskat unterrühren.

Auf Tellern servieren und mit Petersilie garnieren.

Nährwerte pro Portion: 221 kcal, 12 g Fett, 20 g Kohlenhydrate, 6 g Eiweiß

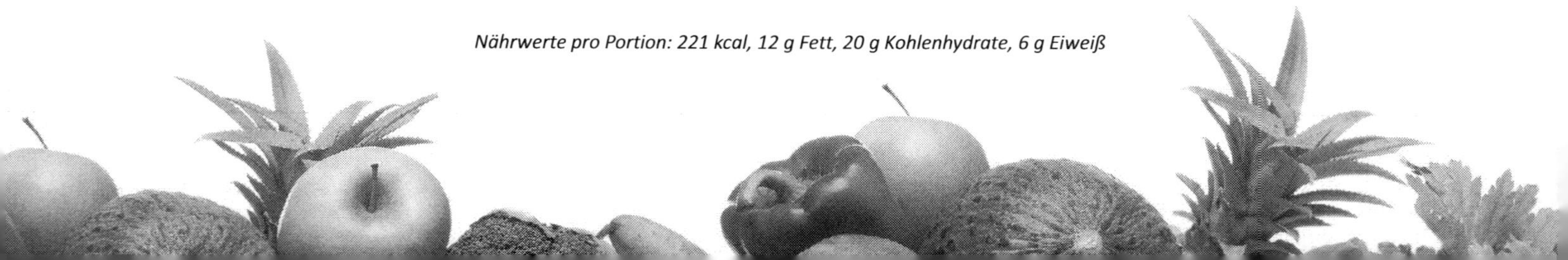

Süße Möhrensuppe

Zutaten für zwei Portionen:

3 große Möhren in kleine Stücke geschnitten ☆ 1 rote Zwiebel grob zerkleinert ☆ Saft einer Bio-Orange + 1 Teelöffel Abrieb

2 Esslöffel geröstete Mandelkerne ☆ 2 fein gehackte Datteln ☆ 800 ml Gemüsebrühe ☆ 2 Esslöffel Olivenöl

1 Esslöffel weißes Mandelmus ☆ 1 Teelöffel Curry ☆ 1 Teelöffel Kümmel ☆ 3 Esslöffel gehackte Petersilie

Je 1 Prise Meersalz und Pfeffer

Zubereitung:

Das Olivenöl in einem Topf erhitzen und die Zwiebeln und Möhren für 3 Minuten anbraten. Das Ganze mit Kümmel und Curry würzen und mit der Gemüsebrühe ablöschen.

Bei geringer Hitze etwa 15 Minuten köcheln lassen und mit Meersalz und Pfeffer würzen. Die Datteln dazugeben und in einem Standmixer pürieren.

Sobald die Suppe im Topf ist, den Orangensaft, den Abrieb und das Mandelmus unterrühren.

Auf Teller verteilen und mit Mandelkernen und Petersilie garnieren.

Nährwerte pro Portion: 226 kcal, 13 g Fett, 19 g Kohlenhydrate, 6 g Eiweiß

Brokkoli-Suppe

Zutaten für vier Portionen:

400 g Brokkoli-Röschen ☆ 2 große, mehligkochende Kartoffeln in kleine Würfel geschnitten ☆ 1 rote Zwiebel grob zerkleinert

1 klein gepresste Knoblauchzehe ☆ 1 Liter Gemüsebrühe ☆ 200 ml Hafersahne ☆ 2 Esslöffel Olivenöl

1 Zweig Thymian ☆ 1 Prise Meersalz

Zubereitung:

Das Olivenöl in einem Topf erhitzen und die Zwiebeln scharf anbraten. Kartoffeln, Knoblauch und Meersalz dazugeben und mit der Gemüsebrühe ablöschen. Die Brokkoli-Röschen zur Suppe geben und 10 Minuten köcheln lassen. Die Suppe in einem Standmixer pürieren und die Hafersahne unterrühren.

Auf Tellern verteilen und mit Thymian garnieren.

Nährwerte pro Portion: 234 kcal, 16 g Fett, 14 g Kohlenhydrate, 8 g Eiweiß

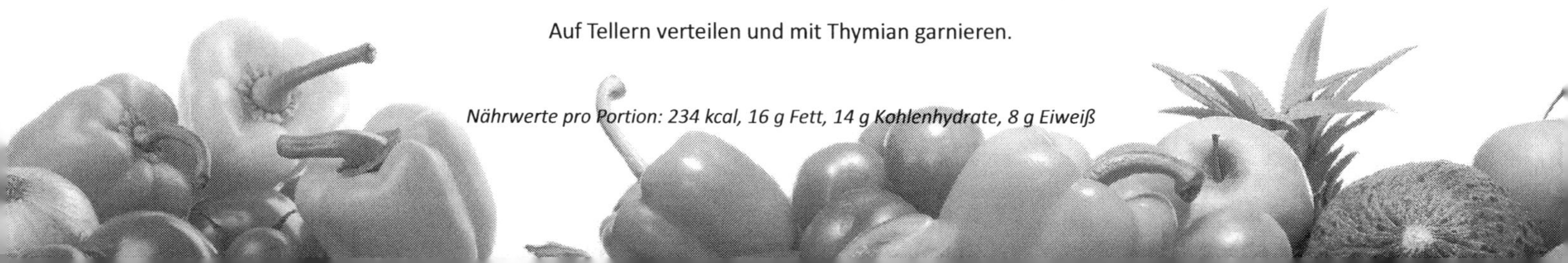

Avocado-Suppe mit Quinoa

Zutaten für zwei Portionen:

200 g Brokkoli-Röschen ☆ 1 grob geriebener Kohlrabi ☆ 100 g geviertelte Champignons ☆ 2 große grob geriebene Möhren
1 grob geriebene Sellerie
1 große Fleischtomate grob gewürfelt ☆ 3 Esslöffel Quinoa ☆ Fruchtfleisch einer Avocado ☆ 1 Liter Gemüsebrühe
2 Esslöffel Olivenöl ☆ 2 Esslöffel Hafersahne ☆ 2 Esslöffel frisches Basilikum ☆ Je 1 Prise Meersalz und Pfeffer

Zubereitung:

Das Olivenöl in einem Topf erhitzen und die Möhren, Brokkoli, Sellerie, Kohlrabi und Champignons für 3 Minuten anbraten. Die Quinoa dazugeben und mit Gemüsebrühe ablöschen. Mit Salz und Pfeffer würzen und die Suppe 15 Minuten köcheln lassen. Währenddessen die Avocado mit der Hafersahne in einer Schüssel vermengen.

Die Tomaten und das Basilikum in die Suppe geben und die Avocado-Masse unterrühren. Sofort servieren und genießen.

Nährwerte pro Portion: 578 kcal, 43 g Fett, 27 g Kohlenhydrate, 16 g Eiweiß

Zuckerschoten-Minze-Suppe

Zutaten für zwei Portionen:

400 g grob zerkleinerte Zuckerschoten ☆ 1 große, mehligkochende Kartoffel in kleine Würfel geschnitten
1 Stange Lauch in Ringe geschnitten ☆ 1 rote Zwiebel in grobe Streifen geschnitten ☆ 1 Strauch grob gehackte, frische Minze
850 ml Gemüsebrühe ☆ 1 Esslöffel vegane Margarine ☆ 1 Teelöffel Muskatnuss ☆ Je 1 Prise Salz und Pfeffer

Zubereitung:

Die Margarine in einem Topf erhitzen, die Zwiebeln, den Lauch und die Kartoffeln anbraten. Das Ganze mit Muskat, Salz und Pfeffer würzen und mit Gemüsebrühe ablöschen. Die Zuckerschoten in den Topf geben und die Suppe 10 Minuten köcheln lassen. Die Minze dazugeben und die Suppe im Standmixer pürieren. Auf Tellern anrichten und mit Minzblättern garnieren.

Nährwerte pro Portion: 244 kcal, 9 g Fett, 27 g Kohlenhydrate, 11 g Eiweiß

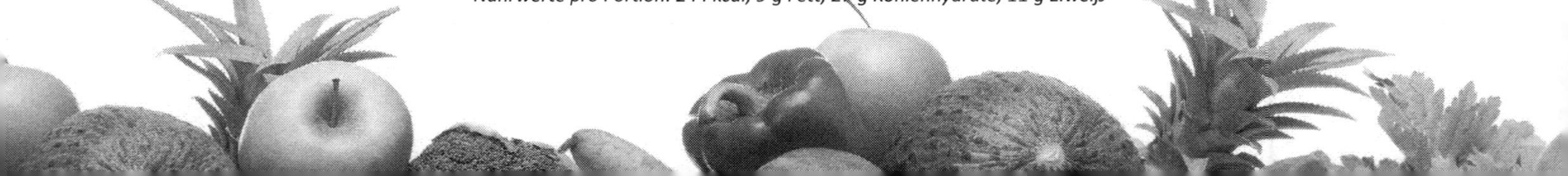

Steckrüben-Eintopf

Zutaten für zwei Portionen:

4 große Steckrüben in kleine Würfel geschnitten ☆ 2 große mehligkochende Kartoffeln in Würfel geschnitten
1 große Möhre in Würfel geschnitten ☆ 1 fein gehackte Staudensellerie ☆ 500 ml Gemüsebrühe ☆ 100 ml Hafersahne
2 Esslöffel Olivenöl ☆ 1 Bund grob gehackte Petersilie ☆ Je 1 Prise Meersalz und Pfeffer

Zubereitung:

Das Olivenöl in einem Topf erhitzen, das Gemüse und die Kartoffeln leicht anbraten, mit Gemüsebrühe ablöschen und die Hafersahne unterrühren. Die Suppe etwa 20 Minuten köcheln lassen. Das Ganze mit einem Stabmixer grob pürieren und mit Salz und Pfeffer abschmecken. Auf Tellern anrichten und mit Petersilie garnieren.

Nährwerte pro Portion: 310 kcal, 17 g Fett, 28 g Kohlenhydrate, 6 g Eiweiß

Lauchsuppe

Zutaten für vier Portionen:

2 Stangen Lauch in Ringe geschnitten ☆ 2 große mehligkochende Kartoffeln in Stücke geschnitten ☆ 1 klein gepresste Knoblauchzehe
1 Liter Gemüsebrühe ☆ 200 ml Mandelsahne ☆ 2 Esslöffel Olivenöl ☆ 1 Teelöffel Muskatnuss ☆ Je 1 Prise Salz und Pfeffer

Zubereitung:

Das Olivenöl in einem Topf erhitzen und den Lauch, die Kartoffeln und den Knoblauch für 3 Minuten anbraten. Mit Gemüsebrühe ablöschen, mit Muskatnuss, Salz und Pfeffer würzen und die Suppe 20 Minuten köcheln lassen. Das Ganze in einem Standmixer pürieren, wieder in den Topf geben und die Mandelsahne mit unterrühren. Noch 3 Minuten köcheln lassen und im Anschluss servieren.

Nährwerte pro Portion: 180 kcal, 11 g Fett, 14 g Kohlenhydrate, 6 g Eiweiß

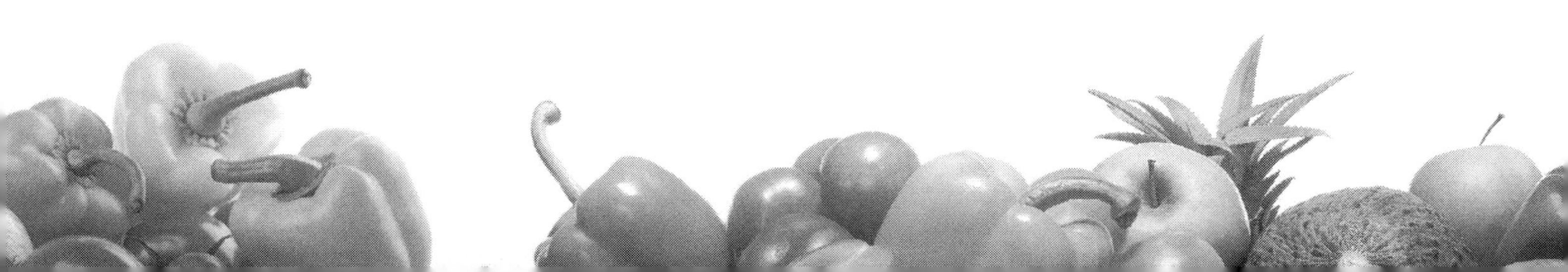

Fenchelsuppe

Zutaten für vier Portionen:

400 g Fenchel grob zerkleinert ☆ 2 mehligkochende Kartoffeln in Würfel geschnitten ☆ 1 Stange Lauch in Ringe geschnitten
1 rote Zwiebel grob zerkleinert ☆ 2 Esslöffel geröstete Mandelkerne ☆ 1 Liter Gemüsebrühe ☆ 100 ml Mandelsahne
2 Esslöffel Kokosöl ☆ 2 Prisen Muskatnuss ☆ 2 Esslöffel grob gehackte Petersilie ☆ Je 1 Prise Meersalz und Pfeffer

Zubereitung:

Das Kokosöl in einem Topf erhitzen und das Gemüse und die Kartoffeln leicht anbraten. Mit Gemüsebrühe ablöschen, mit Muskatnuss, Salz und Pfeffer würzen und für 20 Minuten köcheln lassen. Die Suppe in einem Standmixer pürieren, wieder in den Topf füllen und die Mandelsahne unterrühren.

Die Suppe auf Teller verteilen und mit Mandelkernen garnieren.

Nährwerte pro Portion: 311 kcal, 18 g Fett, 26 g Kohlenhydrate, 9 g Eiweiß

Rote-Bete-Suppe

Zutaten für zwei Portionen:

250 g gekochte Rote Bete in Würfel geschnitten ☆ 3 große Kartoffeln in Würfel geschnitten ☆ 1 Zwiebel in Würfel geschnitten
250 ml Gemüsebrühe ☆ 100 ml Hafersahne ☆ 2 Esslöffel Olivenöl ☆ 1 Esslöffel Saft von einer Bio-Zitrone
1 Zweig Thymian ☆ 1 Esslöffel fein gehackte Petersilie ☆ Je 1 Prise Kümmel, Meersalz und Pfeffer

Zubereitung:

Das Olivenöl in einem Topf erhitzen und die Zwiebeln glasig braten. Die Kartoffeln und Rote Bete dazugeben und für 5 Minuten schmoren lassen. Mit der Gemüsebrühe ablöschen und die Kräuter sowie Gewürze in den Topf geben. Nun die Hafersahne und den Zitronensaft unterrühren und 10 Minuten köcheln lassen.

Auf Tellern anrichten und mit Petersilie garnieren.

Nährwerte pro Portion: 327 kcal, 12 g Fett, 35 g Kohlenhydrate, 6 g Eiweiß

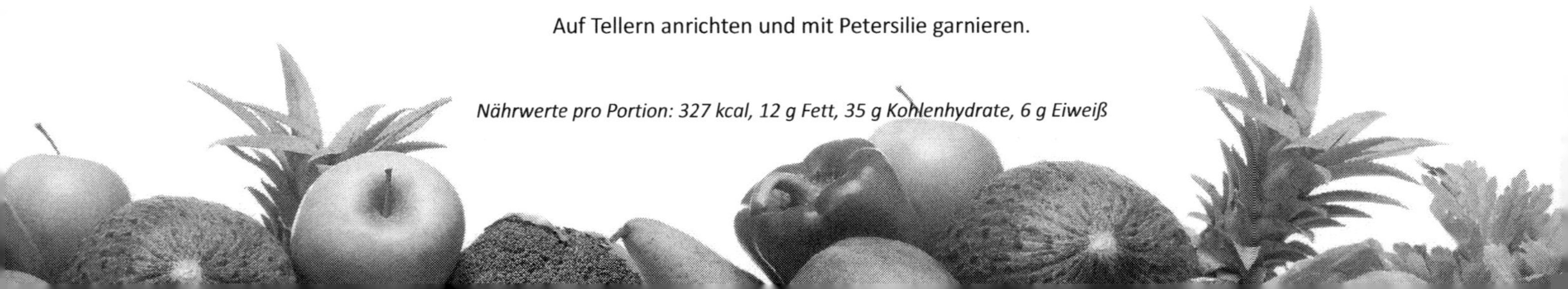

Dips & Brotaufstriche

Man muss nicht immer teure Brotaufstriche im Laden kaufen. Finden Sie Rezepte, mit denen Sie schnell und leicht eigene Dips und Brotaufstriche kreieren können.

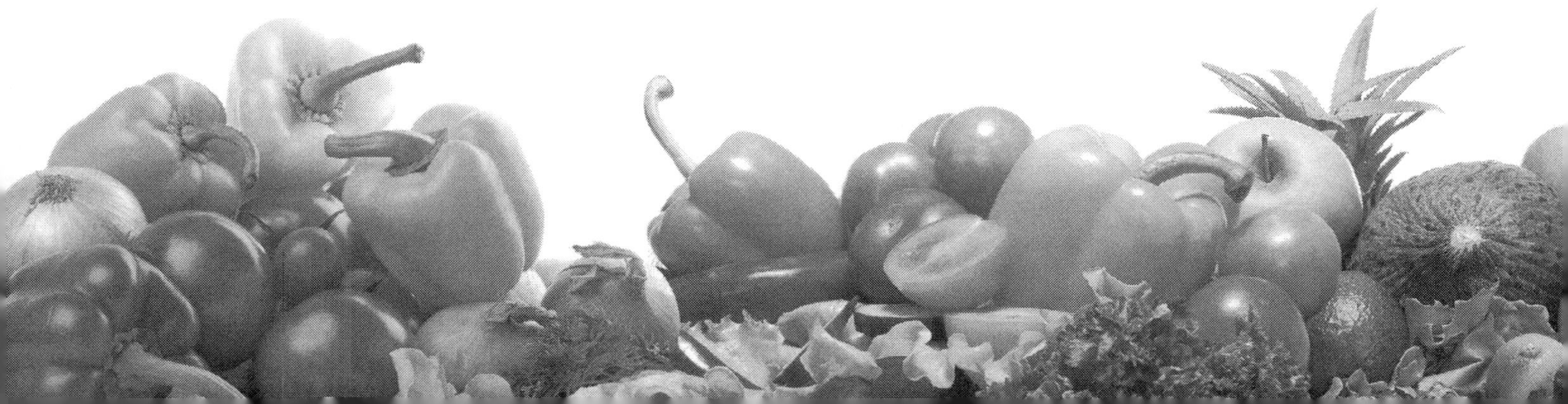

Vegane Remoulade

Zutaten für 150 g:

80 ml Rapsöl oder Sonnenblumenöl ☆ 60 ml ungesüßte Sojamilch ☆ 1 Esslöffel Senf
1 Teelöffel Apfelessig ☆ 1 Handvoll Kräuter, wie Petersilie oder Schnittlauch

Zubereitung:

Die kompletten Zutaten, bis auf das Öl, mit einem Stabmixer pürieren. Das Öl nach und nach dazugeben.
Die Remoulade bei Bedarf mit Salz und Pfeffer abschmecken. Schmeckt am besten mit selbst gemachten Kartoffelspalten oder auf einem Brot mit knackigen Salatblättern sowie frischen Gurken und Tomaten.

Nährwerte pro Portion: 336 kcal, 40 g Fett, 1 g Kohlenhydrate, 1 g Eiweiß

Avocado-Dip mit Chili

Zutaten für zwei Portionen:

1 Avocado ☆ 1 zerdrückte Knoblauchzehe ☆ Saft und Abrieb einer halben Bio-Limette
1 rote Chilischote in Scheiben geschnitten ☆ 4 Esslöffel Olivenöl ☆ Je 1 Esslöffel Basilikum und Petersilie

Zubereitung:

Das Avocado-Fruchtfleisch mit Knoblauch und Limettensaft in eine Schüssel geben und mit einem Stabmixer pürieren. Danach Chili, Basilikum, Petersilie, Limettenabrieb, Salz und Pfeffer dazugeben und gut verrühren.

Nährwerte pro Portion: 306 kcal, 31 g Fett, 5 g Kohlenhydrate, 2 g Eiweiß

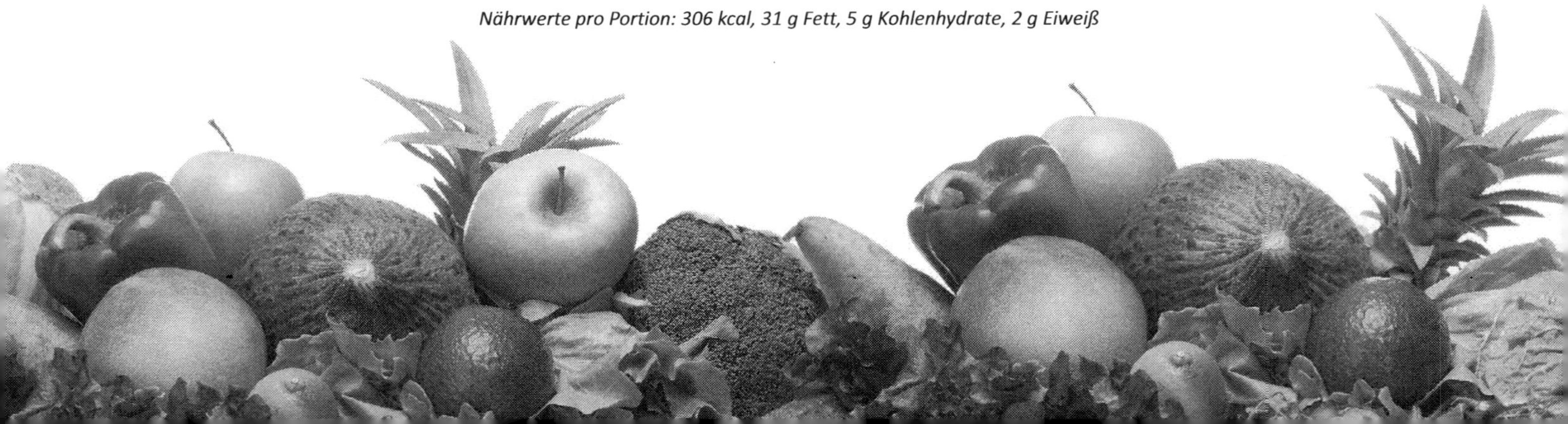

Basilikumaufstrich mit Kresse

Zutaten für zwei Portionen:

3 Esslöffel vegane saure Sahne ☆ 1 Esslöffel Sojajoghurt ☆ 1 Esslöffel Saft einer Bio-Zitrone + 1 Teelöffel Abrieb

1 Handvoll Kresse ☆ 1 Esslöffel Basilikum

Zubereitung:

Alle Zutaten in eine Schüssel geben und gründlich verrühren. Mit Salz und Pfeffer abschmecken und für eine Weile in den Kühlschrank stellen.

Nährwerte pro Portion: 45 kcal, 3 g Fett, 4 g Kohlenhydrate, 1,5 g Eiweiß

Kräutercreme

Zutaten für zwei Portionen:

2 Esslöffel Soja-Mousse ☆ 1 Esslöffel Sojajoghurt (ungesüßt)

2 Esslöffel Ihrer Lieblingskräuter, z.B. Petersilie, Schnittlauch, Oregano, Basilikum etc. ☆ 1 Spritzer einer Bio-Zitrone + 1/2 Teelöffel Abrieb

Zubereitung:

Die kompletten Zutaten in einer Schüssel verrühren. Mit Salz und Pfeffer abschmecken und in den Kühlschrank stellen.

Nährwerte pro Portion: 25 kcal, 2 g Fett, 1 g Kohlenhydrate, 1 g Eiweiß

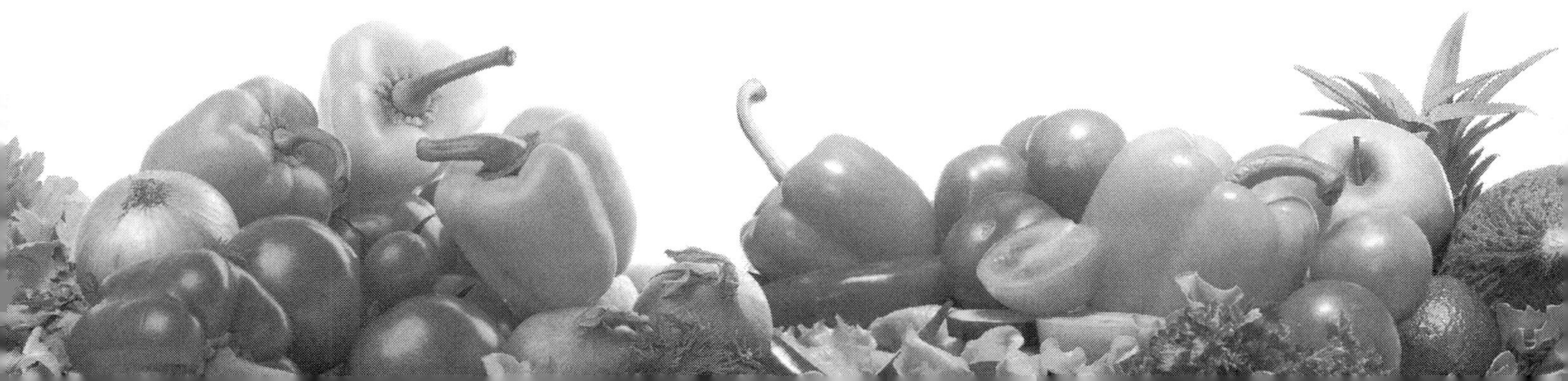

Schwarze Olivenpaste

Zutaten für zwei Portionen:

50 g entsteinte, schwarze Oliven ☆ 30 g getrocknete Tomaten ☆ 1 Teelöffel Balsamico-Creme ☆ 1 Teelöffel gemahlene Mandeln
1 Esslöffel frischer Thymian ☆ 1 Spritzer Saft von einer Bio-Zitrone

Zubereitung:

Sowohl die Oliven und die getrockneten Tomaten als auch den Thymian in einem Standmixer pürieren. Falls nötig, ein wenig Olivenöl dazu träufeln. Die Mandeln unterrühren und bei Bedarf mit Salz und Pfeffer abschmecken.

Nährwerte pro Portion: 250 kcal, 26 g Fett, 3 g Kohlenhydrate, 2 g Eiweiß

Mandel-Streichcreme mit Minze

Zutaten für zwei Portionen:

140 g geschälte Mandeln (über Nacht in Wasser einweichen lassen) ☆ 200 ml Wasser ☆ 1 Esslöffel Sojajoghurt
1 zerdrückte Knoblauchzehe ☆ 2 Esslöffel Zitronensaft + 1/2 Teelöffel Abrieb einer Bio-Zitrone ☆ 2 Esslöffel Tahini
3 Esslöffel fein gehackte Minze

Zubereitung:

Die Mandeln abgießen und diese mit 200 ml Wasser in den Standmixer geben. Joghurt, Knoblauch, Zitronensaft, Abrieb, Tahini und Olivenöl hinzufügen und alle Zutaten pürieren. Die Minze unterrühren, mit Salz und Pfeffer würzen und kühl stellen.

Nährwerte pro Portion: 237 kcal, 25 g Fett, 4 g Kohlenhydrate, 9 g Eiweiß

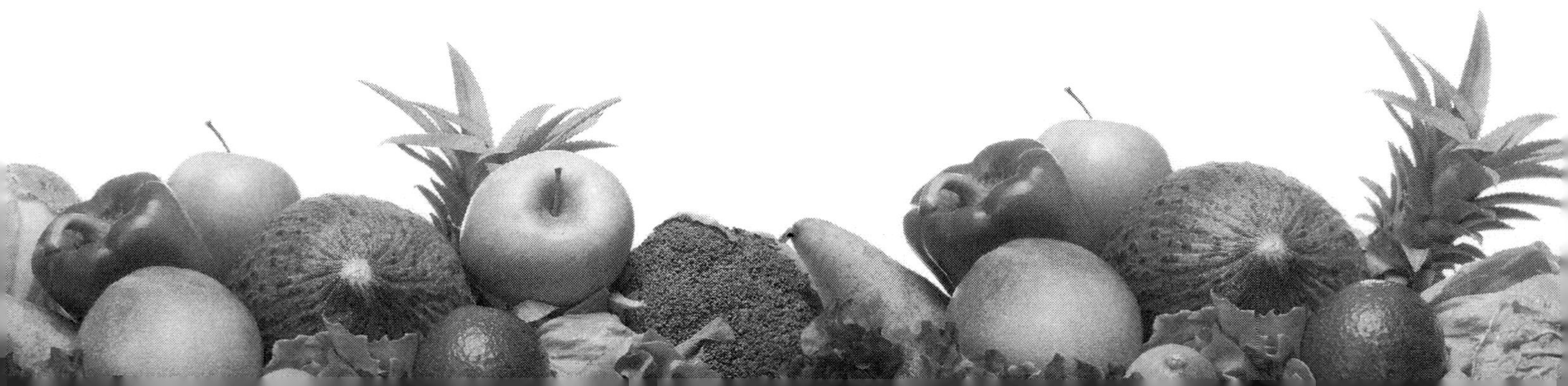

Maronenaufstrich

Zutaten für vier Portionen:

250 g Kartoffeln (mehligkochend) ☆80 g Maronen (gekocht) ☆1 klein gehackte Knoblauchzehe

4 Esslöffel Gemüsebrühe☆3 Esslöffel Distelöl (oder ein anderes neutrales Öl) ☆1 Esslöffel Saft einer Bio-Zitrone

Je 1/2 Teelöffel Muskat, Kräutersalz und Koriander☆1 Prise schwarzer Pfeffer☆1 Handvoll Schnittlauch fein geschnitten

Zubereitung:

Die Kartoffeln gründlich abspülen und für etwa 20 Minuten mit Schale kochen. Nach dem Abgießen die Kartoffeln im warmen Zustand schälen und mit einer Gabel zerdrücken. Auch die Maronen mit der Gabel zerdrücken und mit dem Knoblauch unter die Kartoffelmasse vermischen. Nun die Gemüsebrühe, das Kokosöl, den Zitronensaft sowie alle anderen Gewürze dazugeben und gründlich vermengen. Mit Salz und Pfeffer abschmecken und mit dem Schnittlauch garnieren.

Nährwerte pro Portion: 148 kcal, 7 g Fett, 18 g Kohlenhydrate, 2 g Eiweiß

Veganer „Ricotta" auf Macadamia-Basis

Zutaten für zwei Portionen:

150 g Macadamianüsse (über Nacht einweichen lassen) ☆140 ml Wasser☆1 Esslöffel Edelhefeflocken☆1 Esslöffel weißes Mandelmus

1 Esslöffel Erdnussöl☆1 Teelöffel Zitronensaft + Abrieb einer Bio-Zitrone☆Je eine Prise Salz, Pfeffer und Muskatnuss

Zubereitung:

Die eingeweichten Macadamianüsse abgießen und mit 140 ml Wasser in einem Standmixer pürieren. Nun die Masse in einer Schüssel aufbewahren, mit Folie abdecken und über Nacht in der Küche stehen lassen, damit die Masse fermentiert. Deshalb kann diese einen Tag später leicht säuerlich riechen. Am nächsten Tag die restlichen Zutaten unter die Masse rühren und bei Bedarf mit Salz und Pfeffer abschmecken. Falls Sie mögen, können Sie noch Kräuter wie Petersilie, Salbei, Oregano, Thymian oder andere Gewürze hinzufügen.

Nährwerte pro Portion: 591 kcal, 63 g Fett, 1 g Kohlenhydrate, 6 g Eiweiß

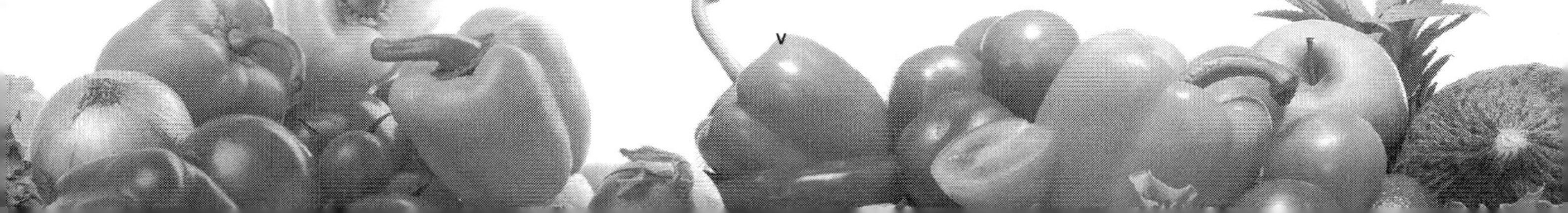

Kräuterquark mit Gurke

Zutaten für zwei Portionen:

1/2 fein geriebene Salatgurke ☆ 3 Esslöffel Sojajoghurt ☆ 80 g Soja-Sauerrahm ☆ 1 Teelöffel Saft einer Bio-Zitrone
1 Teelöffel fein geriebener, frischer Ingwer ☆ 1 Esslöffel Koriander ☆ Salz und Pfeffer

Zubereitung:

Alle Zutaten in einer Schüssel verrühren und mit Salz und Pfeffer würzen. Schmeckt am besten frisch aus dem Kühlschrank.

Tipp: Der Aufstrich schmeckt nicht nur prima auf Brot, sondern auch besonders gut zu Pellkartoffeln oder Gemüse-Sticks.

Nährwerte pro Portion: 75 kcal, 4 g Fett, 5 g Kohlenhydrate, 2 g Eiweiß

Auberginen-Sesam-Paste

Zutaten für zwei Portionen:

2 Auberginen der Länge nach halbiert ☆ 2 Esslöffel Sojajoghurt ☆ 1 Esslöffel Sesam-Mus (Tahini) ☆ 3 Esslöffel Olivenöl
1 Esslöffel Saft einer Bio-Zitrone ☆ 1 fein gehackte Knoblauchzehe ☆ 1/2 Teelöffel Kreuzkümmel
1 Esslöffel gehackte Petersilie ☆ Salz und Pfeffer

Zubereitung:

Ein Backblech mit Backpapier auslegen und den Ofen auf 180 Grad Umluft vorheizen. Mit einem Messer die Auberginenhälften etwa 1 cm tief einschneiden und diese Schnittfläche mit Öl bepinseln sowie mit Salz und Pfeffer würzen. Nun die Auberginen für etwa 1 Stunde im Backofen backen, bis diese ganz weich sind. Ca. 15 Minuten, bevor die Auberginen aus dem Ofen müssen, alle anderen Zutaten in einer Schüssel verrühren. Sobald die Auberginen aus dem Ofen kommen, kurz abkühlen lassen, das Fruchtfleisch mit einem Löffel herausnehmen und zerdrücken. Nun das Fruchtfleisch in die Schüssel geben und alles miteinander vermengen. Bei Bedarf nochmal mit Salz und Pfeffer abschmecken.

Nährwerte pro Portion: 254 kcal, 20 g Fett, 11 g Kohlenhydrate, 6 g Eiweiß

Grünkernaufstrich mit Tomate

Zutaten für 2 Portionen:

4 mittelgroße Tomaten in Würfel geschnitten ☆ 1 Avocado in grobe Stücke geschnitten ☆ 5 getrocknete Tomaten
3 Esslöffel schwarze Oliven ☆ 3 Esslöffel Grünkernschrot ☆ 80 ml Gemüsebrühe ☆ 1 Esslöffel Sojasoße
1 Esslöffel Saft einer Bio-Zitrone ☆ 1 Esslöffel Tomatenmark ☆ 1 fein gehackte Knoblauchzehe
3 Esslöffel fein gemahlene Mandeln ☆ 2 Esslöffel frische Kräuter nach Wahl, z.B. Schnittlauch, Oregano, Basilikum oder Petersilie
Salz und Pfeffer

Zubereitung:

Die Gemüsebrühe mit dem Grünkernschrot zum Kochen bringen und weitere 10 bis 15 Minuten köcheln lassen. Den Grünkernschrot für 20 Minuten quellen und abkühlen lassen. Die Tomaten-Würfel, die Oliven, den Knoblauch, die getrockneten Tomaten, die Sojasoße sowie den Zitronensaft in einem Standmixer pürieren, bis eine feine Masse entsteht. Den Grünkernschrot und die Avocado dazugeben und nochmals pürieren. Die Masse in eine Schüssel geben und mit Salz, Pfeffer und Kräutern würzen.

Nährwerte pro Portion: 463 kcal, 37 g Fett, 19 g Kohlenhydrate, 10 g Eiweiß

Spirulina-Creme mit Meerrettich

Zutaten für zwei Portionen:

150 g Sonnenblumenkerne (über Nacht einweichen lassen) ☆ 150 g Sojajoghurt ☆ 1 Esslöffel Spirulina-Pulver
1 Teelöffel Meerrettichpaste ☆ 3 Esslöffel Olivenöl ☆ 3 Esslöffel Edelhefeflocken ☆ 1 Esslöffel Saft und den Abrieb einer halben Bio-Zitrone
Salz und Pfeffer

Zubereitung:

Die eingeweichten Sonnenblumenkerne abgießen und diese mit dem Spirulina, Meerrettich, Sojajoghurt sowie Zitronensaft in eine Schüssel geben und mit einem Stabmixer zu einer feinen Masse pürieren. Unter die Masse die Edelhefeflocken, das Olivenöl und den Zitronenabrieb vermengen und mit Salz und Pfeffer würzen.

Nährwerte pro Portion: 663 kcal, 53 g Fett, 13 g Kohlenhydrate, 26 g Eiweiß

Linsenaufstrich mit Kräutern

Zutaten für ein Glas (etwa 300 Gramm):

100 g braune Zwerglinsen ☆ 300 ml Gemüsebrühe ☆ 100 ml Olivenöl ☆ 1 Esslöffel Agavendicksaft ☆ 2 Esslöffel Sojasoße
1 Teelöffel Abrieb einer Bio-Zitrone ☆ 2 Esslöffel frischer Rosmarin ☆ 2 Esslöffel Majoran ☆ 1 Esslöffel Edelhefeflocken
1 Prise Muskatnuss ☆ 2 Esslöffel fein gehackter Schnittlauch ☆ Salz und Pfeffer

Zubereitung:

Über Nacht die Linsen in der Gemüsebrühe einweichen lassen. Die Linsen mit der Gemüsebrühe zum Kochen bringen und etwa 20 Minuten köcheln lassen. Danach über einem Sieb abgießen und gründlich abspülen. Nun die Linsen mit allen anderen Zutaten, außer dem Schnittlauch, in einem Stabmixer fein pürieren und mit Salz und Pfeffer würzen. Den Schnittlauch unter die Masse geben. Schmeckt am besten auf einer Scheibe Vollkornbrot.

Nährwerte pro Glas: 743 kcal, 54 g Fett, 47 g Kohlenhydrate, 12 g Eiweiß

Fruchtiger Rote-Bete-Aufstrich

Zutaten für ein kleines Glas:

250 g gekochte, fein geriebene Rote Bete ☆ 4 Esslöffel Sonnenblumenkerne ☆ 2 Esslöffel Meerrettichpaste
Je 2 Esslöffel Apfelessig und Saft einer Bio-Zitrone ☆ 2 Esslöffel fein gehackter Koriander ☆ Salz und Pfeffer

Zubereitung:

Alle Zutaten in einen Standmixer geben und pürieren, bis die Masse cremig wird. Mit Salz und Pfeffer abschmecken, in ein Weck-Glas füllen und kühl lagern.

Nährwerte pro Glas: 751 kcal, 60 g Fett, 2 g Kohlenhydrate, 0 g Eiweiß

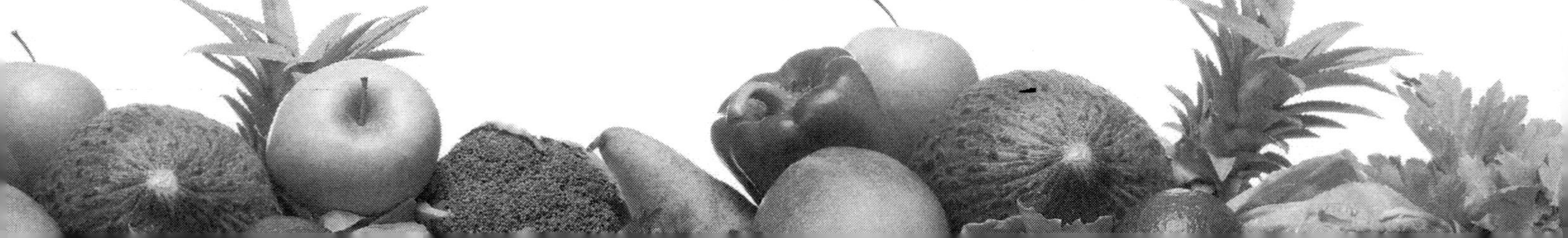

Tofu-Oliven-Aufstrich

Zutaten für vier Portionen:

200 g zerstückelten Naturtofu ☆ 100 g entsteinte, fein geschnittene schwarze Oliven ☆ 2 Esslöffel Meerrettich
2 Esslöffel Olivenöl ☆ 2 Esslöffel Sojasoße ☆ 1/2 Teelöffel Curry und/oder Chili ☆ 1 Prise Pfeffer

Zubereitung:

Alle Zutaten in eine Schüssel geben und mit einem Stabmixer pürieren. Bei Bedarf mit Salz und Pfeffer würzen und mit übrig gebliebenen Oliven garnieren.

Nährwerte pro Portion: 198 kcal, 18 g Fett, 2 g Kohlenhydrate, 5 g Eiweiß

Blumenkohlaufstrich mit Kapern

Zutaten für ein Glas (etwa 300 Gramm):

200 g Blumenkohl in Röschen geschnitten ☆ 2 Esslöffel klein gehackte Kapern ☆ 2 Esslöffel fein gehackte Pistazien
50 g Olivenöl ☆ 1 Esslöffel fein gehackte Petersilie ☆ Salz und Pfeffer

Zubereitung:

Gesalzenes Wasser in einem Topf zum Kochen bringen und den Blumenkohl für nur 3 Minuten blanchieren, damit dieser noch schön knackig bleibt. Im Anschluss abgießen und mit kaltem Wasser abschrecken. Den Blumenkohl und die anderen Zutaten in eine Schüssel geben und mit einem Stabmixer pürieren. Mit Salz und Pfeffer abschmecken.

Nährwerte pro Glas: 1005 kcal, 106 g Fett, 6 g Kohlenhydrate, 6 g Eiweiß

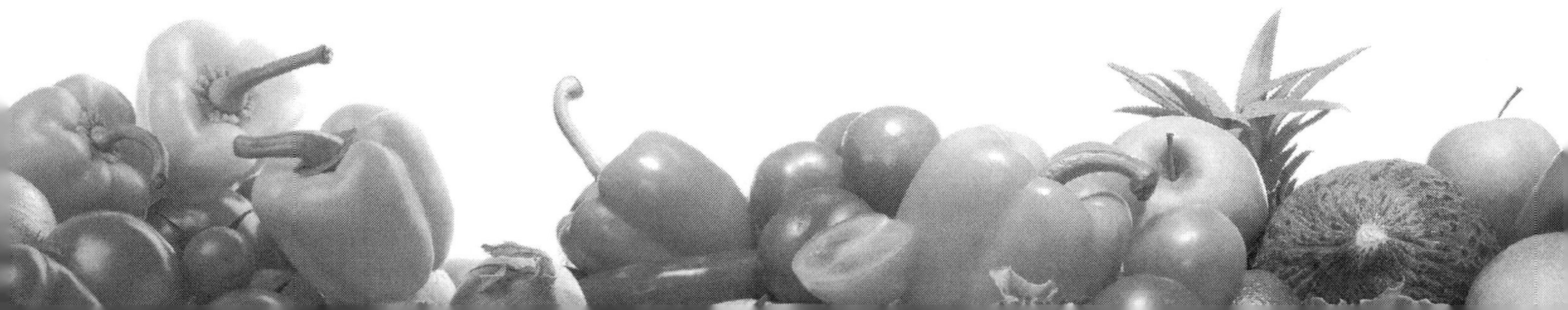

Brokkoli-Mandel-Dip

Zutaten für vier Personen:

Für den Brokkoli-Dip:

200 g Brokkoli in Röschen geschnitten ☆ 2 Frühlingszwiebeln in feine Ringe geschnitten ☆ 1 ½ Esslöffel fein gehackter Koriander

1 rote, fein gehackte Chilischote ☆ 1 kleine, fein gehackte Knoblauchzehe ☆ Je 1 Prise Salz und Pfeffer

Für die Mandelcreme:

70 ml Sonnenblumenöl ☆ 30 ml kaltes Wasser ☆ 2 Esslöffel weißes Mandelmus ☆ 1 Esslöffel milder Senf ☆ 1 Teelöffel Apfelessig

Zubereitung:

Zu Beginn einen Topf mit Wasser zum Kochen bringen und den Brokkoli für etwa 8 Minuten weichkochen. Im Anschluss den Blumenkohl abgießen und mit kaltem Wasser abschrecken. Nun alle Zutaten für die Mandelcreme, bis auf das Öl, in eine Schüssel geben und mit einem Stabmixer pürieren. Das Öl nach und nach dazugeben. Anschließend die Masse in den Kühlschrank stellen. Nun den Brokkoli und den Chili ebenfalls in eine Schüssel füllen und diese grob pürieren, sodass noch ein paar Stückchen übrig sind. Nun etwa 3 Esslöffel Mandelcreme zu dem Brokkoli-Dip geben, mit Salz und Pfeffer würzen und alles gut verrühren.

Tipp: Der Dip passt sehr gut zu Nachos, Ofenkartoffeln und zu frisch gebackenem Brot.

Nährwerte pro Person: 185 kcal, 18 g Fett, 3 g Kohlenhydrate, 2 g Fett

Mediterrane Guacamole

Zutaten für 1 kleine Schale:

1 zerkleinerte Avocado ☆ 1 Fleischtomate in Würfel geschnitten ☆ 5 getrocknete, eingelegte Tomaten

3 Esslöffel fein gehackte schwarze Oliven ☆ 2 Esslöffel Olivenöl ☆ 2 Esslöffel grob gehacktes Basilikum ☆ Je 1 Prise Salz und Pfeffer

Zubereitung:

Alle Zutaten, bis auf das Olivenöl, in einem Standmixer pürieren und in eine Schale geben. Das Olivenöl, Salz und Pfeffer unterrühren und auf dem Brot oder mit Gemüse-Sticks genießen.

Nährwerte pro Portion: 467 kcal, 46 g Fett, 6 g Kohlenhydrate, 4 g Eiweiß

Zuckerfreier Ketchup

Zutaten:

1 Tube Tomatenmark ☆ 200 ml Wasser ☆ 2 Esslöffel Apfelessig ☆ 1 Esslöffel Erdnussöl
1 Teelöffel Paprikapulver ☆ 1 Esslöffel Xylit (basischer Zuckerersatz) ☆ 1 1/2 Teelöffel Meersalz

Zubereitung:

Das Erdnussöl in einem Topf erhitzen, dass Tomatenmark mit dem Wasser dazugeben und bei mittlerer Hitze köcheln lassen. Nun den Apfelessig, Xylit, Paprikapulver sowie das Salz einrühren und das Ganze für 10 Minuten kochen. Danach die Masse in ein Glas füllen und kühl lagern.

Nährwertangaben pro Person: 254 kcal, 5 g Fett, 15 g Kohlenhydrat, 0 g Eiweiß

Hausgemachter Hummus

Zutaten für 4 Portionen:

250 g Kichererbsen aus dem Glas ☆ 155 ml kaltes Wasser ☆ 4 Esslöffel Olivenöl ☆ 2 Esslöffel Sesam-Mus (Tahini)
2 Esslöffel Saft + 1 Teelöffel Abrieb einer Bio-Zitrone ☆ 1 fein gepresste Knoblauchzehe ☆ 1 Teelöffel Paprikapulver ☆ Salz und Pfeffer

Zubereitung:

Die Kichererbsen in einem Sieb abtropfen lassen und gründlich abwaschen. In Anschluss mit 155 ml Wasser in einen Standmixer geben und fein pürieren. Danach das Olivenöl, den Zitronensaft und den Zitronenabrieb hinzufügen und pürieren. Sesam-Mus und Knoblauch mit einem Löffel unter die Masse rühren. Anschließend mit Paprikapulver, Salz und Pfeffer würzen.

Nährwerte pro Portion: 108 kcal, 8 g Fett, 6 g Kohlenhydrate, 3 g Eiweiß

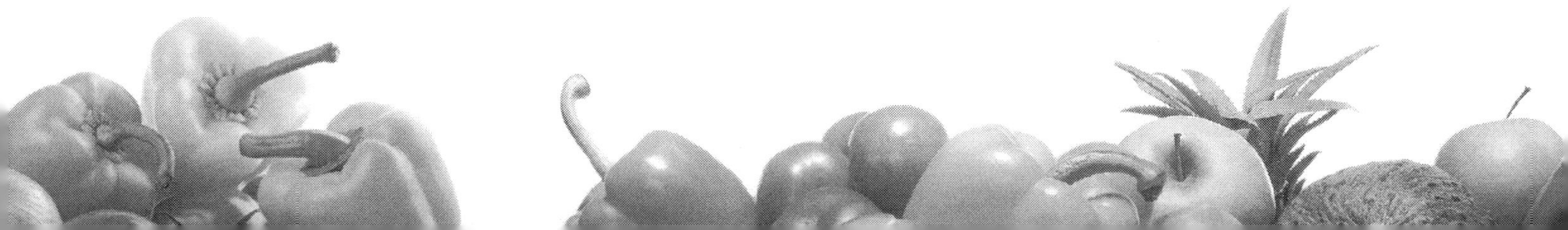

Schlusswort

Nun haben Sie eine Vielzahl an basischen Rezepten erhalten, mit denen Sie sich im Alltag ausgewogen und gesund ernähren können. Neben der ausgewogenen Ernährung sollten Sie allerdings auch auf andere Dinge achten, damit Ihr Körper ein gesundes Säure-Basen-Gleichgewicht aufweisen kann.

Ergänzende Tipps zur basischen Ernährung:

- Hierzu zählt zum Beispiel ausreichend Schlaf. Heutzutage klagen immer mehr Menschen, dass sie unter Schlafstörungen leiden, nicht ein- oder durchschlafen können. Der Säure-Basen-Haushalt kann aus dem Gleichgewicht geraten, wenn wir zu wenig schlafen. Sie sollten mindestens sieben Stunden in der Nacht schlafen, damit der Organismus nicht durcheinandergerät. Bei zu wenig Schlaf wird vor allem der Stoffwechselprozess gestört, weshalb Säuren nicht mehr vollständig abgebaut werden können. Falls Sie Probleme dabei haben einzuschlafen, versuchen Sie, ein Schlaftagebuch zu führen, um Gedanken besser strukturieren zu können. Wichtig ist auch, immer zur selben Zeit ins Bett zu gehen, um eine Routine zu entwickeln. Vermeiden Sie es, fernzusehen oder sich mit Ihrem Smartphone zu beschäftigen, bevor Sie schlafen gehen. Machen Sie lieber eine Meditation, Yoga oder autogenes Training.
- Viele Berufstätige üben nur noch sitzende Tätigkeiten aus und bewegen sich kaum noch. Machen Sie regelmäßig Ausdauersport in der Natur, wie joggen, walken oder Spaziergänge. Sauerstoff und Bewegung wirken sich positiv auf den Säure-Basen-Haushalt aus. Falls Sport nicht Ihre Lieblingsbeschäftigung ist, eignet sich auch Gartenarbeit hervorragend.
- Einige Menschen schwören auch auf ein Basenbad. Durch dieses Bad kann der Körper über die Haut weitere Gifte ausscheiden. Hierfür können Sie spezielle Basensalze kaufen. Jedoch sollte man mindestens für eine Stunde in der Badewanne bleiben, da sich die Giftstoffe erst nach 45 Minuten lösen. Diesen Vorgang nennt man auch Bade-Osmose. Benutzen Sie während des Bads keine herkömmlichen Pflegeprodukte. Die Temperatur des Wassers sollte etwa 35 bis 38 Grad betragen. Um eine deutliche Veränderung zu spüren, sollten Sie das Basenbad zweimal wöchentlich für einen Monat durchführen.
- Ausreichend Flüssigkeit zu sich zu nehmen ist besonders wichtig. Trinken Sie mindestens 2 bis 3 Liter stilles Wasser und/oder Kräutertee. Die Kräutertees sollten jedoch regional sein. Früchtetees eignen sich oftmals nicht, da diese meist Pestizide enthalten. Vermeiden Sie bei Tees auch künstliche Aromen und Farbstoffe. Achten Sie zudem auf die Qualität Ihres Trinkwassers. Während der basischen Ernährung eignet sich Quellwasser besonders gut. Es schmeckt besser als Leitungswasser und hat auch eine höhere Qualität.
- Wollen Sie auf Kaffee nicht verzichten? Steigen Sie auf Lupinenkaffee um. Diese Kaffeesorte ist basisch und von Natur aus koffeinfrei, aber der Kaffeegenuss bleibt bestehen.

Viel Freude beim basischen Kochen und auf Ihrem Weg zu einem gesünderen Leben!

Inhalt

Rechtliches und Impressum

Kontakt: Bettina Schmitt, Höllenstraße 5, 67659 Kaiserslautern

Schmitt-publishing@gmx.de

Covergestaltung: Fiverr.com

Coverfoto: Depositphotos.com

Fotos im Buch: Lizenzen gekauft bei Depositphotos.com

Druck bei: Amazon Media EU S.á r.l., 5 Rue Plaetis, L- 2338, Luxembourg

Printed in Poland
by Amazon Fulfillment
Poland Sp. z o.o., Wrocław

64805534R00060